병은 만 가지라도 단식하면 낫는다

병은
만 가지라도

이우영 지음 ―――――――――――――――――

단식하면
낫는다

단식에 대해 알아야 할 모든 것 ―――――――――――

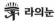 라의눈

두 권의 단식 책을 출간한 지도 꽤 긴 시간이 흘렀다. 이번 책은 그동안 축적된 10년간의 임상과 연구를 바탕으로, 단식을 왜 하고 어떻게 하는 것이 효과적인지에 대한 기술적인 지도서가 필요하다는 출판사의 권유에 따른 것이다. 단식에 대한 기본 지식뿐 아니라 개인별 특성과 체질에 맞춰 절차 및 주의할 점을 종합적으로 다루고 있어, 직접 단식을 실행하는 분들에게 실용적인 도움을 주리라 기대한다.

필자가 건강 분야와 인연을 맺은 것은 2005년 말이다. 지인의 잡지사 인수 작업을 자문해주다가, 정식 인수 후에 편집장 겸 부사장으로 일하게 되었다. 경영 자문과 잡지 발행은 전혀 다른 영역이어서 1년간 400여 권의 건강 · 의학 서적을 읽어야 했다. 비록 보건 · 의료 분야를 전공

한 적은 없지만 명색이 편집장인데 기초 지식이 부족하면 취재나 인터뷰에서 잡지가 홀대당할 게 뻔했기 때문이다.

필자는 잡지사의 수익보다는 장기적으로 독자의 신뢰를 회복하는 데 우선순위를 두었다. 그러기 위해 정보의 질적 측면을 혁신해야 했고, 당시 새로운 콘텐츠가 쏟아지던 자연치유 분야에 관심을 가지기 시작했다. 잡지사를 그만두고 잠시 쉬던 중에, 갑작스레 단식을 하게 되었다. 필자가 평소 건강에 이로울 게 없다고 주장하던 단식이었다. 이렇게 운명처럼 시작한 21일 단식에서 깨우친 바가 적지 않았으나, 더 큰 성과는 단식 후에 '1일 1식'을 하면서 진행한 신체 수련에서 도출되었다.

관악산과 청룡산을 오르내리며 절벽에서 호흡하기, 산행, 공중 외나무다리 걷기와 같이 주로 호흡을 안정시키는 훈련이었다. 이 훈련으로 인해 내 삶은 완전히 바뀌었다. 목숨을 건 끔찍한 훈련이었지만 평생 해오던 흉식호흡이 복식호흡으로 바뀌면서 과거와 같은 호흡을 할 수 없게 되었고, 운동할 때의 들숨과 날숨도 남들과 정반대로 바뀌었다. 호흡이 바뀌면서 움직임만 바뀐 게 아니라 신비 체험까지 하게 되었다.

단순히 몸의 변화만 있었던 것은 아니다. 질병을 보는 관점도 '과학'에서 '섭리'로 바뀌었고, 병을 고치는 방법이나 예방하는 기법에 대한 생각도 다 바뀌었다. 이 변화는 3년에 한 번 정도의 큰 전환점을 거치면서 초판 발행 당시와는 비교할 수 없는 진전이 있었다. 그 사이에 사람과의 관계도 변했고, 의식도 변했고, 인식도 바뀌어 과거로의 회귀는 불가능해졌다. 이번에 책을 내게 된 것도 단식에 대한 필자의 인식이 바뀐 덕분이다. 지금도 나를 잘 모르는 주변 사람들은 단식해서 얼굴이 상했다면서 다시는 단식하지 말라고 조언한다.

물론 단식을 해서 그럴 수도 있지만, 그들이 모든 탓을 단식에 돌리는 이유는 간단하다. 단식이 얼마나 해로운가를 내게 설득시키고 싶어 하기 때문이다. 그들이 결코 이해하지 못하는 하나가 있다. 나는 단식할 때마다 단식법을 바꾸는데 어떤 때는 좋은 결과로 나타나다가 또 어떤 때는 나쁜 결과로 나타나기도 한다. 그런 과정을 거쳐야 보편적 단식의 체계를 이룰 수 있고, 사람의 체질에 맞는 단식법을 지도할 수 있다.

사람들은 단순하게 단식이 굶는 것이라 생각한다. 단식 방법은 대동소이大同小異해서 크게 보자면 식이요법의 일종이지만, 세분해서 보면 사람의 체질마다 다르고 목적에 따라서도 다르다. 생각이나 성격 또는 의식에 작용하는 것도 모두 다르다. 필자는 15년 동안 스스로의 몸과 의식을 대상으로 단식을 적용하였고, 10년을 사람에 따라 각기 다르게 나타나는 단식의 반응을 살펴왔다. 그 결과, 모든 사람에게 공통으로 적용할 수 있는 단식의 원칙이 있지만, 각기 다르게 적용해야 할 원칙도 있다는 사실을 알게 되었다.

이 책은 그런 관점에서 출발한다. 사람에 따라 다른 체질과 면역력을 참작하고 검증된 자연 섭리를 바탕으로 집필하고자 노력했다.

불과 몇 년 전까지도 의사가 권하면 스스럼없이 편도선이나 맹장을 떼어내는 수술을 받았다. 말썽을 일으키는 기관은 없애는 게 최선이라는 입장이다. 그러다가 우리 몸의 면역에 중요한 기관이라는 사실이 밝혀지자 의학계는 손바닥 뒤집듯 입장을 바꾼다. 지금 과학이 주장하는 사실도 얼마 가지 않아 다시 뒤집힐 게 분명하지만, 섭리는 수천 년이 지나도 늘 그대로다.

이 책은 단식이 몸에 작용하는 섭리를 다루고 있다. 마음은 논외로 하였다. 처음엔 몸과 마음에 작용하는 단식을 한 권의 책으로 묶어 보려 시도했지만, 몸에 작용하는 단식과 '마음에 작용하는 단식이 각기 내용이 방대하여 따로 편집할 수밖에 없었다. 따라서 이 책은 단식을 통해 체중을 감량하거나 질병을 치료하는 영역에 국한해 엮었다. 더욱이 단식에 대한 당위성을 주장하는 데 지면을 할애하기보다 실제 단식할 때 필요한 정보를 중심으로 기술했다. 그래서 단식을 해보려는 독자에게 절대 부족하지 않을 것이라 본다. 문체나 단어도 가능하면 쉬운 용어로 구성했다.

내용 역시 주로 가정에서 스스로 단식할 때 주의해야 할 점과 대처법, 체질에 맞는 단식 음료 만드는 법 등을 수록하고 있다. 아울러 단식 지도자들이 단식 과정에서 반드시 알아야 할 기본 원리와 응급처치를 익히는 데에도 큰 도움이 될 것이다. 단식만을 주제로 이 책만큼 치밀하게 다룬 저서는 없을 것이라고 자부한다. 그만큼 단식에 관한 모든 정보를 빠짐없이 전하고자 노력했다.

우리는 지금 과학의 시대를 살고 있으며, 과학적 연구를 통해 발견한 기계 · 화학 산업의 시기를 지나고 있다. 모두가 과학과 기술의 중요성을 느끼며, 그 결과로 만들어진 의료기기와 화학 약에 의존하며 일상에서 질병을 이겨내고 있다. 나는 그런 시대를 비난하거나 그런 시대정신에 따라 기계와 약에 의존하는 사람의 선택을 비판하지 않는다. 다만, 근본 원인을 해결하길 바라는 이들에게 하나의 선택지로서 과학 대신 섭리를 알려주고자 한다.

사람은 태어나는 순간 누구나 단식을 한다. 아기가 태어나면 바로 엄마 젖을 먹을 수 없다. 산모는 출산 후 하루 정도가 지나야 젖이 돌기 때문이다. 태어나서 하루 동안 아무것도 먹지 못한 아기는 배내똥을 누게된다. 배내똥은 악취에 가까운 냄새가 나고 방귀 냄새도 지독하다. 그런 후에 엄마 젖이 만들어져 아기가 먹게 되면 장내 유익균이 자리를 잡으면서 점차 냄새가 옅어진다.

이처럼 단식 후에 내장 기능이 회복되는 것을 '단식의 자연치유법'이라고 한다. 너무나 자연스러운 단식의 과정을 이해하지 못하는 사람은 출산 시점에 문제를 일으킨다. 하루 종일 굶는 아기가 안쓰럽다며 분유나 보리차 등을 먹이는 것이다. 배내똥이 나오기 전에 뭔가를 주입하면 그것을 소화하느라 배내똥이 나오지 않고, 그 결과 장 부패가 일어나 피부 아토피가 생긴다는 주장은 설득력이 있다. 단식을 이해하기 위해서는 반드시 생명의 이치인 자연 섭리를 먼저 이해해야 한다.

이것은 과학이 아니라 '섭리'다. 사람들은 몸이 아프면 다른 전문가가 자신의 몸을 고쳐줄 것이라 기대한다. 하지만 나보다 내 몸을 잘 아는 이는 없다. 외부 수단으로 내 몸을 고치게 되면 잠시는 낫는 듯 보일지 모르지만, 얼마 안 있어 더 큰 고생을 하게 된다. 반면, 스스로에게 일정한 시간과 기회를 준다면 우리 몸은 자신의 부족한 부분을 회복하는 능력이 있다.

집에서 키우는 개도 몸이 아프면 일체 먹을 것을 거부하고 단식을 한다. 그러다가 며칠이 지나면 스스로 치유를 마치고 집안을 돌아다닌다. 사람이라고 해서 다르지 않다. 섭리는 변화다. 몸은 자연의 섭리에 따라 태어나고 늙고 병들고 죽는다. 단식은 섭리다. 따라서 자연 섭리의 관점에서 단식을 계획하고 진행하는 것이 바람직하다.

차 례

CHAPTER 01

지금, 단식이 필요한 이유

사람들에게 왜 그렇게 열심히 사느냐고 물으면 대부분 행복하기 위해서라고 한다. 그러나 섭리에는 행복이 없다. 따라서 '행복하고 싶은데 행복하지 못해서' 생기는 불행도 없다. 섭리는 결코 행복을 추구하지 않는다. 단지 변화할 뿐이다. 자연의 섭리는 시간을 통해 자신을 드러낸다. 시간은 변화를 개념으로 표현한 것인데, 모든 생명체는 음식을 먹어서 에너지를 만들고 그 에너지로 변화를 일으킨다.

따라서 단식은 음식으로 살아가는 사람에겐 섭리에 역행하는 일이다. 내가 섭리에 따를 것을 주장하면서 동시에 섭리에 역행하는 단식을 얘기하는 이유는 병을 고치려는 목적 때문이다. 시간이 우리를 성장시키지만, 동시에 늙거나 병들거나 죽게 만들기도 한다. 즉, 변화의 원동력인 에너지가 나의 생로병사를 주관하므로 어떤 시점에서는 그 에너지를 내 몸에 맞게 길들일 필요가 있다. 음식으로 인해 병들고 늙어가는 사람의 몸이 단식을 통해 되살아나는 것은 자연 섭리에는 반하지만, 건강한 삶을 원하는 신의 섭리에는 순응하는 길이다

인간은 섭리에 따라 숨 쉬고 움직인다 ──────

몸은 자연 섭리에 따라 살기 때문에 주체로

서 살아갈 수 없다. 내 뜻대로 태어나지 못하고, 내 뜻대로 움직이거나 숨 쉬지 못하고, 내 뜻대로 생각하지 못하고, 내 뜻대로 죽지도 못한다. 몸이 움직이는 건 숨을 쉬기 때문이다. 숨을 쉬지 못하면 모든 근육이 멈추면서 경직된다. 여기서 '누가 숨을 쉬는가'에 대해 생각해 보자.

사람들은 자신들이 숨 쉬고 있다고 믿는다. 그래서 자기 의지로 숨을 내뱉었다가 들이마시지 못하면 죽는 것으로 착각한다. 사실은 태어나 첫울음을 터뜨리는 순간 숨이 들어오고 그때부터 죽을 때까지 숨을 쉬지만, 자연에 이끌려 어쩔 수 없이 내뱉고 들이마시길 반복하는 것에 불과하다. 우리에겐 자기 의지로 단 몇 분도 들이마시기만 하거나 내뱉기만 할 능력이 없다. 호흡에 있어서는 각자가 통제할 수 있는 시간과 방법이 최소한에 지나지 않고, 대부분의 호흡은 지구 공간의 범위가 내 몸을 통제한다.

어떤 사람은 10초도 자기 마음대로 숨을 들이마시거나 내쉬지 못한다. 하루 24시간 1,440분 중에서 길다고 해 봤자 5분이고 대부분은 6초 정도로 짧다. 그러니 자기가 숨을 쉬는 주체라고 표현하기도 민망한 수준이다. 들이마시기 싫다고 안 마실 수 없고 내쉬기 싫다고 안 내쉴 수도 없으면서, 자기가 숨을 쉰다고 주장하는 건 어불성설이다. 이처럼 숨은 자연이 쉬는 것이고, 우리는 자연의 숨결에 딸려 간다. 그러니 각자는 숨을 쉬는 주체가 될 수 없다.

운동에 대해서도 마찬가지다. 숨을 쉼으로써 우리는 움직일 수 있는

데, 숨 쉬는 주체가 아니므로 움직임의 주체도 되지 못한다. 자연의 입장에서 보면, 사람의 몸은 자기에게 기생하는 바이러스와 같다. 숙주인 자연의 상황에 따라 생물과 무생물 사이를 오가니 바이러스라 여길 수밖에 없다. 자연 상태에서는 바이러스가 실수로 숙주를 죽음으로 내모는 사례는 있어도 사람처럼 일부러 숙주인 자연을 죽이는 사례는 없다. 그러므로 우리는 자연과 함께 지내는 법을 배워야 한다. 단식은 자연의 섭리를 이용하여 무병장수하고 건강을 회복하는 자연스러운 방법이다.

'나는 스스로 생각하는 주체인가'에 대해서도 분석해보자. 사람은 자기가 생각하거나 기억한다고 믿지만, 실제 모든 정보는 지구 공간의 범위에 저장되어 있다가 각자가 필요로 할 때 들숨에 끌어당겨서 사용하는 것이다. 이 과정이 자연스럽게 이루어지니, 늘 자기 안에 있는 것으로 여길 뿐이다. 숨이 짧은 사람은 숨을 자주 들이마시기 때문에 숨이 짧은 만큼 생각도 자주 생겨난다. 이것이 생각이 많은 이유다. 생각이 너무 많아 괴롭다면 호흡을 길게 해보라. 생각은 사라질 것이다.

숨의 길이가 생각의 많고 적음을 결정한다면, 생각은 내 머리에 저장된 게 아니라 지구 공간에 저장된 것이라는 필자의 주장을 이해할 수 있을 것이다. 따라서 각자는 생각과 기억의 주체가 아니고 '나'라고 부를 만한 '나'는 주체로서 존재하지 않는다. 생각에 빠진 사람은 자신의 존재를 물질로 인식한다. 의식의 세계를 모르기 때문이다. 그래서 더더욱 섭리를 이해하지 못한다.

단식하면 호흡이
길고 깊어진다 ──────

의식이 깨어나면 생각이 줄어드는데, 이를 통해 우리는 병들고 지친 몸을 회복할 수 있다. 의식을 깨우는 가장 뛰어난 방법이 호흡이고, 호흡을 가장 깊고 길게 하는 방법이 단식이다. 이제 이 사실에 대해 자세히 알아보려 한다.

사람이 진화 과정을 거쳐 오늘날의 형태와 기능을 갖추었다면, 그 시간 속에는 질병에 적응하거나 치유하는 과정도 있었을 것이다. 그렇지 않았다면 진화 과정에서 인간의 몸을 구성하는 세포나 바이러스는 이미 사라졌을 것이기 때문이다.

진화는 원핵생물과 진핵생물에서 시작되었다. 이 둘이 필요에 의해 합쳐지면 이를 다세포생물이라 부른다. 모두 그런 것은 아니지만, 사람의 몸을 이루는 세포는 대부분 다세포이다.

대장균과 같은 원핵생물은 생물 진화에서 가장 오래된 생명체로 대부분 단세포로 이루어져 있다. 원핵생물과 진핵생물의 차이는 '핵막이 있는가'와 '산소가 필요한가'로 판별할 수 있다. 우선 원핵생물은 핵산DNA이 막으로 둘러싸여 있지 않고, 미토콘드리아 등의 구조체가 없다. 반면 진핵생물은 핵이 핵막으로 둘러싸여 있고, 유사분열을 하는 세포로 구성되어 있다. 물론 둘 다 세포분열을 하고 유기물을 합성·분해하면서

21

독립적으로 살아갈 수 있다.

또한 원핵생물은 산소가 없이도 살아갈 수 있지만, 진핵생물은 반드시 산소가 있어야 살 수 있다. 원핵생물이 이산화탄소를 먹고 난 뒤에 내뱉는 산소를 처리하는 과정에서 진핵생물이 생겨난 셈이다. 이것이 다세포생물이 출현한 시원이라고 한다. 사람도 다세포생물이어서 원핵생물과 진핵생물의 성질을 모두 갖고 있다. 이들에 의해 몸이 생겨나기도 하고 사라지기도 한다. 그 과정에서 병들기도 하고 늙기도 하면서.

고대인들은 이런 섭리를 알고 있었다. 단식을 통해 산소를 최대한 흡수함으로써 병을 고치거나 깨달음을 얻는 방편으로 삼았던 것이다. 실제로 일부 종교에서는 단식을 금식이라 부르고 호흡을 기도라 부른다. 표현을 달리 한 이유는 음식을 먹지 않는 이유가 다르고, 시행하는 단계가 다르기 때문이다. 소위 회개나 견성을 하기 전에 일반인이 하는 것이 단식이고, 회개나 견성을 이룬 사람이 하는 것이 금식이다.

다만, 기도와 호흡이 같다는 것을 이해하려면 기도는 '몰입'이라는 사실을 알아야 한다. 기도에 몰입한 사람은 자기가 숨을 쉬고 있다는 사실을 의식하지 못한다. 이때가 가장 긴 호흡이 이루어지는 순간이다. 복달라고 비는 건 기도가 아니라 기복이다.

고대인의 비유가 몰지각해 보이는 이유는 우리가 지혜와 수행을 잃었기 때문이다. 기술과 문명이란 관점에서 고대인을 비웃을 수도 있겠지만, 의식에 있어서는 오히려 현대인들이 문맹에 가깝다. 현대인은 너무 많은 정보에 길들어 지혜로 들어가는 입구를 잃어버린 지 오래다. 지식만 있으면 문명이 발달할 것이라 믿겠지만, 지혜가 없는 지식은 오히려 목적지를 잃어 불안하다. 따라서 지금 시대에 단식을 내세우는 건 지혜의 문을 여는 것과 같다.

지식은 분석해서 '다름'을 아는 것이고, 지혜는 '다름'을 통해 '같음'을 이해하는 것이다. 나눔은 곱을 목적으로 하고, 빼기는 더하기를 위한 것이다. 물 100리터에서 10리터를 빼고 그 대신 빙초산 10리터를 더하는 것은 유해식물을 죽여서 생태계를 회복하기 위함이고, 빙초산 대신 한약재를 더하는 것은 사람을 살리기 위함이다. 목적에 따라 빼고 더할 뿐이다. 뺄 것은 욕심이고, 더할 것은 지혜다.

단식은 몸 안의 유해물질 청소부 ─────────

단식하면서 호흡에 집중하다 보면 '뱃심'이 생긴다. 뱃심이란 호흡을 통해 생기는 힘이다. 뱃심이 생기면 배가 따뜻해지면서 원기 왕성한 몸이 된다. 한편 음식을 섭취하여 생기는 힘은 '밥심'이고 활기 넘치는 몸을 이룬다. 뱃심을 만드는 주재료는 공기空氣이고, 밥심을 만드는 주재료는 곡기穀氣이다. 곡기에 있어서는 한 끼만

23

안 먹어도 죽을 것처럼 호들갑을 떨면서, 정작 1분만 멈추어도 죽을 것 같은 공기에 대해서는 아무도 신경 쓰지 않는다.

곡물은 경작하고 추수해야 얻을 수 있지만, 공기는 수고하지 않고도 얼마든지 주어지기 때문에 값어치(가치)가 없는 탓이다. 그래서 평소에는 누구도 공기에 대해 생각하지 않는다. 홍수가 나서 물에 떠밀리거나 불이 난 건물에 갇힐 때에야 비로소 공기의 가치를 느낀다.

필자가 오랫동안 의학과 의술, 약을 다루는 방법과 각자의 몸 상태에 맞는 운동에 관해 연구한 결과, 코로 먹는 음식인 '숨'이 치유의 근본이면서 가장 바르고 정확하면서 빠른 길임을 알게 되었다. 하지만 숨을 바르게 쉬기 위해서는 소화 과정에서 생기는 가스가 숨구멍을 막지 못하도록 입으로 먹는 음식을 끊어야 한다. 그래서 단식을 통해 호흡을 길들이는 것이다. 그러나 현대에 이르러 단식은 비만을 해소하는 기술적 방편으로만 활용되고 있다.

단식의 섭리를 이해하지 못해도 좋다. 과학적인 연구로도 단식의 필요성은 충분히 증명된다. 사람이 입으로 음식을 먹지 않는다고 해서 세포細胞가 영양을 흡수하지 않는 것은 아니다. 음식을 먹지 않아도 세포는 계속해서 일정한 양의 영양을 섭취한다. 몸속에 쌓여 독소로 변한 영양소를 다시 분해하는 것이다. 원래는 음식으로 들어온 순수 영양소였지만 몸 안에서 생긴 활성 산소 등과 화학적으로 결합하여 몸에 해로운 성분으로 바뀐 것이다.

예를 들어 보자. 규소라는 성분이 몸에 들어와서 그대로 흡수되면 골다공증을 없애고 피부와 손·발톱을 튼튼하게 만들지만, 산소 원자 2개와 결합하면 발암물질인 이산화규소SiO_2로 바뀐다. 발암물질을 섭취하지 않았음에도 몸 안에서 발암 반응이 일어나는 이유다. 이럴 때 음식 섭취를 며칠간 중단하면, 우리 몸은 세포에 규소를 공급하기 위해 이산화규소를 분해하기 시작한다. 이것을 '해리解離'라고 부른다. 단식은 해리 작용을 통해 몸을 청소하는 '자연 청소부' 역할을 한다.

개도 아프면
먹지 않는다 ──────

필자는 개 네 마리를 키운 적이 있다. 매일 운동시키느라 뜻하지 않게 나도 매일 운동을 했다. 네 마리 중 '팔공'이라는 이름의 진돗개 이야기를 해볼까 한다. 대구 팔공산에 살 때여서 붙여진 이름이다. 어느 날 팔공이 녀석이 알츠하이머 증상을 보였다. 농약을 먹은 건지 누구에게 맞았는지는 모르겠다. 이틀 후부터는 아예 걷지도 못했다. 급한 마음에 원인을 살필 시간도 없이 우선 해독제를 만들어 매일 억지로 마시게 했다.

팔공이는 그때부터 한 달 동안 아무것도 먹지 않고 오직 내가 만들어

준 해독차만 마시며 숨만 쉬고 있었다. 개들이 가끔 사료를 피하는 경우가 있다. '어디 아파서 그런가 보다' 하고 내버려 두면 며칠 지나 밥 달라고 짖어댄다. 이때 사료를 주면 허겁지겁 먹는다. 그런데 팔공이는 너무 오래 굶었다. 이러다 죽는 것 아닌가 싶은데 여전히 살아있다.

한 달쯤 지나 필자를 찾아온 후배가 고기를 주니 팔공이가 허겁지겁 먹는다. 다음날부터 마당에 풀어두니 혼자 일어서려고 온 힘을 다하더니 결국 일주일 후부터 다시 산을 오르기 시작했다. 이렇게 산 생명은 아프면 나을 때까지 아무것도 먹지 않는다. 이것이 자연의 섭리다. 그런데 우리는 아플수록 많이 먹어야 한다고 아우성이다. 그것은 생각이 만든 우상이다.

동굴 안에서 태어나 늘 쇠사슬에 묶여 동굴 벽만 쳐다보고 자란 사람은 동굴 바깥에 오히려 더 넓고 찬란한 세계가 있다는 말을 믿지 않는다. 믿지 못하는 게 아니라 믿지 않는다. 자발적으로 믿기를 거부할 뿐 아니라 유언비어로 사람을 현혹한다고 비난을 퍼붓는다. 플라톤이 말한 '동굴의 우상'이 고대보다 현대에 더 기승을 부리는 이유는 과학이라는 언덕 때문이다. 지성의 시대는 그 나름의 문제가 있지만, 그렇다고 반지성의 시대를 옹호할 수는 없다. 오늘날, 전 세계에 몰아닥친 반지성의 감성주의와 감각주의가 극단의 멸망을 잉태하는 건 아닐지 걱정스럽다.

CHAPTER 02

단식 이해하기

역사, 과학, 섭리의 관점에서

노벨상 수상자의
단식 예찬 ─────────

단식斷食이라는 글자는 6세기 말 인도의 사나
굴다가 한역漢譯한 『불본행집경佛本行集經』 중 '因斷食當得大福者(단식으로
인해 큰 복을 받은 자)'에서 유래한 것으로 알려져 있다. 이 문장으로 미루
어 복福은 깨달음을 지칭하는 옛말이었음을 짐작할 수 있다. 오래전부
터 우리 민족에게는 복을 비는 정신문화가 전승되어 왔는데, 이는 자연
에서 받는 물질적 성취가 아니라 신의 섭리를 깨달아 지혜를 구하는 의
례였던 셈이다.

불교 경전에는 단식이 깨달음을 얻는 수단으로 전해지지만, 정작 6년
동안 '7일 1식'을 한 부처님은 "단식만으로는 깨달음을 얻기 어렵다"라
고 했다. 부처님이 이렇게 단언한 이유는 필자가 명상단식을 주제로 쓴
책 『내가 아니길 원했던 나를 만나러 갑니다』를 참고하길 바란다. 특히
칼 융의 자기실현 가설은 이 질문에 대한 명쾌한 해답을 줄 것이다.

단식을 영어로는 'Fast'라고 하는데 모두가 알듯이 '빠르다'라는 뜻이
다. 빠르다는 것은 목적지가 있다는 것을 상정한다. 여기서의 목적은 복
을 받는 것이고, 그 복은 내면의 평화다. 이슬람교의 창시자 마호메트는
'단식은 종교로 들어가는 문'이라고 하였으며, 인도 자이나교에서는 '쌓
은 업을 씻는 과정'이라고 하였다. 그리스 철학자 피타고라스는 40일 동

안의 단식을 끝내고 '단식은 정신 능력을 높여준다'라고 설파했다. 기독교에서도 예수와 모세, 엘리야가 40일 단식을 하였고, 그리스의 철학자 소크라테스와 플라톤도 10일 단식을 했다고 알려져 있다.

노벨의학상 수상자인 알렉시스 카렐Alexis Carrel 박사는 "단식은 몸을 정화하고, 조직을 개선하며, 독소를 배출하는 놀라운 기능을 한다"라고 발표한 바 있다. 박사는 자신의 저서 『인간, 그 미지의 존재Man, the Unknown』에서 "건강 증진과 체력 향상을 도모하는 사람들에게 가장 고마운 건강법이 금식이다"라고까지 말했다.

최근 미국 서던캘리포니아대학USC의 노인학 교수 발터 롱고Valtor Longo는 "3일 이상 하루에 물과 함께 200킬로칼로리 이하의 음식물을 섭취할 경우, 백혈구의 생산이 촉진돼 인체 면역체계를 재생시킨다"라고 주장했다. 그는 면역체계가 약한 노인들이나 암 환자에게도 단식이 매우 효과적이라고 말했다.

실제 쥐와 인간을 대상으로 3일 이상의 단식 실험을 진행하여 얻은 과학적인 연구 결과라는 점에서 의미가 크다. 그에 따르면, 단식을 시작하면 몸은 비상 체제로 들어가 체내 에너지를 저장하려고 한다. 이로 인해 몸은 당과 지방 및 불필요하거나 훼손된 면역 세포를 분해해서 청소한다는 것이다. 발터 롱고 교수는 이어서 노화 및 암과 관련 있는 엔자임 PKA도 현저히 줄어든다고 주장한다.

영조의
장수 비결 ───────

조선 제21대 왕 영조英祖는 1694년에 태어나서 1776년에 돌아가셨으니 우리 나이로는 83세까지 산 것이다. 60세에 환갑잔치를 한 조선의 왕이 6명에 불과한 것에 비추어 볼 때, 확실히 장수했다. 재위 기간만 50년이 넘는다. 조선의 왕들이 대부분 병으로 죽은 것과 달리 영조는 천수를 누리고 노환과 치매로 죽었다고 한다. 그가 장수한 비결은 무엇인지『조선왕조실록』의 기록을 따라가 보자.

영조는 소식小食했으며 식사 시간을 철저히 지켰다. 쌀밥이 아닌 보리밥을 먹었으며 밥도 많이 담지 못하도록 했다. 보리는 장을 부풀려서 적은 양으로도 포만감을 주어 적응식이나 간헐적 단식에 효과적이다. 환갑이 지나서는 말린 조기 외에는 육류와 생선류를 수라상에 올리지 못하도록 했다. 육류 위주의 식단을 즐겨서 비만 합병증으로 고생했던 세종과는 확실히 다르다.

단식을 자주 했다는 기록도 놀랍다. 임금의 단식을 각선却膳이라고 한다. 실록의 기록을 보면, 영조는 자기관리를 위해 가끔 단식하면서 이를 정치적 수단으로도 잘 활용했던 것으로 보인다.

잘못된 감정적 단식이 가져오는 폐해는 보는 이에게 정서적 충격을 줄 뿐 아니라 자신의 수명도 재촉한다. 영조의 둘째 딸인 화순옹주和順

翁主는 영조 재위 8년에 김한신과 결혼했는데 27년 후 남편이 먼저 세상을 뜨자 슬퍼하며 곡기를 끊었다고 한다. 아버지 영조의 만류에도 불구하고 곡기를 끊은 지 13일 만인 1월 17일 죽음에 이르렀다. 당시 기록은 다음과 같다.

'남편이 졸하자 옹주가 따라서 죽기를 결심하고 한 모금의 물도 입에 넣지 아니하였다. 임금이 이를 듣고 친히 거동하여 미음을 들라고 권하자, 옹주가 명령을 받들어 한 번 들이켰다가 곧 토하니 임금이 그 뜻을 돌이킬 수 없음을 알고 탄식하며 돌아갔다.'

미음을 토한 것은 이미 소화 기능이 멈추었다는 뜻이다. 단식 전문가였던 영조가 딸의 죽음을 예견하지 못했을 리 없다. 이렇게 감정적인 자기학대로 단식하면 안 된다.

결핍 속의 풍요,
풍요 속의 결핍 ──────────

'아프더라도 먹어야 빨리 낫는다'라는 말은 먹을 것이 없어 영양실조로 병에 걸렸던 과거의 얘기다. 지금은 너무 많이 먹어서 탈이다. 또한 일상에서 매일 섭취하는 식품첨가물의 독성이 체내에 쌓여 각종 독성반응을 일으키거나 발열 과정에서 염증반응을 일으킴으로써 부종 및 만성질환을 앓고 있다.

정상적인 영양분을 섭취하여 살이 찔 때는 물렁살이 아니라 적절한 근육과 함께 몸집을 유지한다. 반면, 독소로 인해 몸이 부으면 아침에 손발이 붓고 몸이 찌뿌둥하면서 몸집만 커진다. 이때 살을 눌러보면 푹 푹 들어간다. 자연식 식단을 하더라도 토양오염에 의한 영양소 소실과 체내 독소 축적은 피하기 어렵다.

채소, 곡물, 과일류는 30년 전과 비교해 영양소가 30~70%나 소실된 상태라고 한다. 그저 당도만 높인 딸기, 모양만 예쁜 오이에서 생명력을 느낄 수 없다. 평소 식사량으로는 영양결핍이 발생하는 시대가 되었다.

또 생활폐기물이나 원자력, 선박 등에 의한 해양오염으로 해조류와 생선을 먹으면 방사능, 수은, 알루미늄, 포름알데히드를 먹는 꼴이 되었다. 소, 돼지, 닭, 오리 등의 가축에게는 성장호르몬제나 항생제를 투여한다. 육식을 통해 그대로 우리 몸에 들어와서 인체 기능을 저하하고 면역질환을 유발하는 것이다.

공장과 자동차가 뿜어내는 매연은 코를 통해 인체에 들어와서 오장육부의 건강한 작동을 방해한다. 집 옆에 있는 도로가 2차선인지 8차선인지에 따라 암 환자 발병률이 다르다는 보고도 있다. 이처럼 생활환경 자체가 질병을 유발하는 시대에는 체내에 독소가 쌓이는 걸 피할 수 없으니, 체내 해독을 우선으로 한 다음 의료상의 치료를 받는 것이 합리적이다.

이런 시대적 변화에 따라, 현대 산업기를 거치면서 일본의 니시요법이 국내로 도입되었고 단식이 자연치유의 하나로 연구되기 시작했다. 니시요법 동호회가 성황을 이루고 거슨요법도 들어오던 중에, 안현필 박사에 의해 더 체계적인 연구가 시작되었다. 안현필 박사, 개신교 오순절교회의 최자실 목사가 돌아가신 후에는 기림산방의 김종수 선생, 생활 단식으로 산업화한 오혜숙 님, 또 여러 네트워크 회사들이 각자 개발한 단식법을 보급하고 있다.

　　아쉬운 점은 단식 산업이 신체 기능 회복이라는 목적에만 맞추어져 오히려 학문으로 발전하는 데 방해가 된다는 사실이다. 단식이 비만 해소나 소화기 회복에 큰 도움이 되는 건 사실이지만 생리학 외에도 심리학, 사회학과 깊은 연관을 맺고 있다는 점을 간과해서는 안 된다. 필자는 최근 시민운동을 하면서 행정기관이 정책을 입안하고 집행하는 과정에서 지역사회 주민들에게 상실감과 화병을 주는 사례를 많이 지켜 보았다.

　　병을 유발한 원인이 제도나 정책에 있다면 해당 지자체는 그로 인한 질병을 치유할 예산도 확보해야 한다. 하지만 정책이나 제도의 문제에 대해서는 그 누구도 보건 의학적 영향력을 따지지 않는다는 사실이 놀라웠다. 공공행정의 결과가 지역주민에게 병증의 원인으로 작용했다면 이런 부분도 보건 정책과 단식의 한 분야로 접근할 필요가 있지 않을까?

'단식을 잘했다'라는 것은
무슨 뜻일까? ─────

　　　　　　　누군가 인터넷에 단식에 대해 질문을 올렸다. 자신을 영양사라고 소개한 한 사람이 '감량을 위해 단식을 반복하면 요요가 반복되는 것이니 나중에는 건강에도 좋지 않을 것 같다'라는 답변을 올려놓았다. 아마도 많은 이들이 그 영양사가 전문가로서 올바른 지침을 주었다고 생각할 것이다.

　대답으로 봐서는 '확실치는 않지만 추정컨대 해로울 거 같다'라는 말이다. 이 정도면 귀엽게 넘어갈 수도 있다. 방송에 출연해 의사나 영양사라는 직함을 내세우며 '단식은 무조건 해롭다'라고 강하게 주장하는 사람은 더 무섭다. 어느 방송에서는 연예인을 단식원에 입소시킨 후 한밤중에 도망치는 장면을 방송으로 내보내기도 했다. 단식 준비도 안 된 사람을 코미디 소재로 쓴 꼴이다.

　앞의 영양사가 쓴 글 중에 '반복적인 단식은 반복적인 요요'라는 표현이 있다. 왜 단식이 반드시 요요현상을 초래한다고 일반화하는 것인지 이해하기 어려웠다. 물론 단식이 끝나고 일반식을 하면 자연적으로 2킬로그램 정도는 체중이 늘어난다. 이 정도를 가지고 요요라고 말하는 것인지, 아니면 단식 후 관리를 못 해서 애초 체중보다 더 늘어나는 일이 반복되는 것을 말하는지 기준도 모호하다.

얼마 전, 비인강암 진단을 받은 환자에게 38회 방사선치료를 처방한 대형병원 의사가 '암 치료를 받기 전에 잘 먹어둬야 한다'라고 해서 단식을 포기한 경우를 보았다. '잘 먹어두라'라는 말이 다양하게 해석될 소지가 있어 잘잘못을 가리기는 어렵지만, 그 환자는 보신이 되는 음식을 많이 먹으라는 뜻으로 받아들인 것 같다.

방사선치료는 공복을 유지해야 하는 시간이 길어서 자연스럽게 '1일 1식' 정도를 하게 된다. 특히 인후부의 경우, 체중이 대폭 감소할 만큼 메스꺼움이나 구토 증상을 유발하는데 잘 먹으란 얘기는 체중 감소에 대비하라는 말처럼 들린다. 하지만 잘 먹고 방사선치료를 받는다고 해서 체중이 덜 감소하는 게 아니다. 오히려 단식 후에 치료를 시작하는 편이 체중 관리나 구토, 오심을 예방하는 방법이다.

과학적 입장은 언제나 물리적 현상을 바탕으로 한다. 방사선치료를 6~7주씩 받으면 통상 체중이 많이 감소하니 치료 전에 잘 먹어두면 도움이 될 것이라는 현상을 설명한다. 하지만 섭리는 전혀 다른 말을 한다. 치료 전에 며칠 동안 단식해서 속을 비우고 장을 깨끗하게 청소해놓으면 방사선을 조사하더라도 구토나 오심, 메스꺼움 같은 부작용이 생기지 않는다. 또한 한 끼니도 먹지 않던 사람이 한 끼라도 먹으니 오히려 체중이 줄지 않는다.

'단식을 잘했는지 못했는지'를 판별하는 기준에도 문제가 있다. 더러 단식을 잘 마무리하고 보식에 들어갔는데 식단 관리를 잘못해서 몸매가 망가졌다든가 병증이 생겼다고 자책하는 분들이 있다. 하지만 단식을 잘했다는 기준이 뭔가에 대해서는 아는 이들이 거의 없다. 단식을 잘했다는 것은 잘 굶었다는 것일까? 잘 굶었다는 말도 잘 먹으라는 말만큼이나 부정확하다.

모든 고통을 참으며 오직 굶는 데 성공한 것이 단식을 잘한 거라고 한다면, 보식 탓이 아니라 단식 자체를 잘못한 것이다. 인내하면서 굶으면 당연히 그 반작용으로 식탐이 일어난다. 억지로 굶을수록 반작용은 더 심하다. 그러면 실패할 수밖에 없다.

오늘날은 모든 것을 과학으로 설명하는 시대다. 과학이란, 과학적 연구 방법을 거쳐 재현성과 보편성을 가진 것으로 검증되어야 한다. 다시 말해, 누구나 같은 방법으로 같은 실험 과정을 거쳐 같은 결과가 나오면 그게 과학적 연구 방법이다. 문제는 실험 대상인 사람이 같지 않다는 것이다. 사람을 대상으로 하는 단식은 재현성과 보편성을 검증할 방법이 없다. 그래서 라이선스를 가진 사람이 말하면 과학적이고, 라이선스가 없는 사람이 말하면 비과학적이라고 판단하는 오류가 발생한다.

소화효소 분비와
면역력의 관계 ─────────

해독을 위한 단식은 아무런 건더기도 먹지 않고 수분이나 당분, 염분만으로 지내면서 소화효소 분비를 일정 기간 억제하는 것이다. 효소는 일명 '생명의 불꽃'이라고도 불리는데, 몸을 움직이려면 세포의 생화학적 반응에 개입하는 효소가 필수적이다. 예컨대 손으로 물건을 잡고 싶다고 생각했을 때 뇌에서 먼저 효소가 분비되어야 화학적 반응이 일어나 신호가 손까지 전달된다. 근육도 해당 세포에서 효소가 분비되어야 움직인다.

하지만 효소는 태어날 때부터 만들어지는 양이 정해져 있어 나이가 들면 자연히 줄어든다고 알려져 있다. 노인은 젊은이에 비해 소화효소가 절반도 되지 않기 때문에 밥을 먹는 게 모래 씹는 것 같다. 그러다가 체내효소를 모두 사용하고 나면 누구나 죽는다. 미국의 에드워드 하웰 Edward Howell 박사는 노인이라도 체내 효소가 충분히 존재하면 젊고 건강하게 살아가고, 체내효소가 소모되면 수명도 짧아진다고 했다.

일생 만들 수 있는 효소의 총량이 이미 정해져 있으므로 젊었을 때 격렬한 운동을 하거나 충분한 휴식 없이 일에만 매달리면 노화나 사망이 빠르다고 한다. 몸의 면역력이 저하되고 바이러스성 감염증이나 성인병에 걸리기도 쉽다.

우리 몸의 효소에는 '소화효소'와 '대사효소'가 있다. 그런데 소화효소를 많이 분비하면 대사효소의 분비량이 줄어든다. 소화효소 분비를 억제하여 대사효소 분비를 늘리고, 이를 통해 질병을 고치는 것이 단식의 원리다.

반대로 평소 소화 기능이 약해서 아무리 먹어도 살이 찌지 않는 사람은 단식 기간에 소화효소를 충분히 저장하였다가 일상식으로 돌아가면 영양 흡수를 쉽게 하여 살이 찔 수 있다. 소화효소 중에서 침에서 분비되는 아밀라아제는 음식을 소화하기 쉽게 부수는 역할을 하고, 위장의 프로테아제와 리파아제는 지방이나 단백질을 분해해서 영양분이 세포막으로 흡수될 수 있도록 한다.

그러니 평소 음식을 많이 먹으면 소화효소 분비량이 늘어나면서 내 몸의 질병을 고치는 대사효소 분비가 줄어든다. 또한 면역력은 나이가 들수록 떨어진다. 이때 단식은 소화효소의 분비를 최소화함으로써 대사효소 분비를 촉진해 면역력을 높이는 효과가 있다. 물리적으로는 단식을 해서 건강이 나빠질 것 같지만, 우리 몸이 가진 이런 모순적 구조가 오히려 건강을 회복시키는 역할을 하는 것이다.

단식은 굶주림이
아니다 ────────

요즘 단식하겠다고 찾아오는 사람들 대부분은 단기 다이어트가 목적이다. 살을 빼기 위해서는 굳이 단식이 아니어도 운동이나 찜질 또는 식습관 개선 등 다른 방법이 많다. 내담자로서는 오로지 살 빼는 게 목적이지만, 지도하는 입장에서 보면 단순하게 살만 찐 경우는 드물다. 대부분 신체나 심리적 병리 현상이 같이 나타난다.

살만 조금 빼면 되는데 그걸로 무슨 환자 취급당하면 기분 좋을 사람이 없다. 그러나 비만은 분명히 질병이다. 세계보건기구WHO뿐 아니라 우리나라 정부도 '과잉 칼로리에 의한 비만'에 E66.0이라는 질병코드를 부여하고 있다. 물론 질병으로 진단하려면 정부가 요구한 수준에 맞아야 한다. 우리나라 사람의 대부분은 여기에 맞지 않아 실제 비만 치료에 의료보험이 적용되는 경우는 거의 없다.

우리나라도 2000년대부터 비만 인구가 급증하고 당뇨와 고혈압 환자도 증가일로에 있다. 이는 우리 문화와 생활이 급속하게 서구화된 것과 관계가 있다. 서양인은 밀가루를 주식으로 하고 실내 공기를 따뜻하게 데우는 주거문화를 갖고 있고, 우리 민족은 쌀을 주식으로 하고 바닥을 데우는 온돌 문화에 익숙하다. 우리는 지금 아파트나 연립주택 등 서양식 건물에 살고 있지만 난방만은 바닥을 데우는 온돌 방식을 선호한다.

다만 식생활은 격변했다. 과자나 빵, 튀김, 면 등 밀가루 음식이 큰 비중을 차지한다. 특히 가공식품이나 식품첨가물 시장이 급속하게 확산하여 서구식 문명병을 만든 것으로 보인다. 이런 시대에 건강을 지키기 위해서는 며칠간의 단식이라도 권장해야 할 것이다. 이를 위해서는 가장 먼저 단식이 굶는 것이라는 오해를 불식시켜야 한다.

단식은 영양을 일시적으로 결핍시킴으로써 체내에 과다하게 쌓인 독소를 분해하여 전신을 청소하는 방법이다. 그런데도 단식을 굶는 것과 혼동하는 분들이 많다. 무조건 생으로 굶으면 살이 빠지니까 단식이나 굶는 것이나 매한가지라고 생각하는 것이다. 그러나 단식은 장을 다 비우고 시작한다는 점에서 계속 소화가 진행 중인 굶주림과는 다르다.

굶주림은 자신의 의지가 아닌, 외부적 요인에 의해 이루어지는 것이니만큼 먹을 것이 생길 때까지 무조건 굶어야 한다. 기간도 정해지지 않는다. 하지만 단식은 특정한 목적 아래 기간을 정하고 계획을 세워서 안 먹는 것이다. 굶주림은 인간관계에서 적대감을 쌓게 하지만, 단식은 우호적인 인간관계를 만든다. 굶주림은 정신을 황폐하게 만들지만, 단식은 정신력을 향상시킨다.

단식하는 사람은 주변에 음식이 있더라도 자신의 목적을 위해 욕구를 이겨내며 극기복례克己復禮의 만족감을 느낀다. 굶주림은 사람의 자존감을 바닥까지 떨어뜨리지만, 단식은 자존감을 높인다. 단식을 굶주림과 단순 비교하여, 아사자가 속출하는 북한이나 아프리카 난민들을 예로 들며 단식이 해롭다고 주장하는 사람도 있다.

단식은 우리가 먹은 음식 중 영양으로 흡수되지 못해 독소로 변한 다양한 중금속을 체내에서 자연 분해하는 엄청난 효과를 보여준다. 필자는 단식을 제도화하고 굶주림과 구별하여 보건정책에 도입하기를 강력히 바라고 있다. 단식은 수술보다 빠르고 효과적이면서 몸에 상처를 남기지 않는다. 그래서 '칼을 대지 않는 수술'이라고도 부른다.

주거문화에 대해서도 짧게나마 피력하고자 한다. 젊은이들이 20층이나 30층에서 까마귀처럼 사는 이유는 뷰View에만 신경 쓰고 정작 건강에 해로운 것을 모르기 때문이다. 사람은 그리 높은 곳에서 살 수 있게 만들어지지 않았다. 최근 늘어나는 불임이나 정신질환도 이런 주거문화와 관련이 깊다는 것이 필자의 생각이다.

정태춘 씨의 노랫말처럼 '더 이상 죽이지 말라'라고 호소하고 싶다. 도시 미관이나 인구정책보다 더 중요한 것은 국민 건강이라는 점을 알아주었으면 좋겠다. 과학과 기술의 잣대를 버리고, 부디 섭리에 따르기를 간곡히 당부드린다.

CHAPTER 03

단식의 종류

내게 맞는 단식 고르는 방법

단식을 시작하기 전에 자신이 잘할 수 있는 단식법이 무엇인지 판단하는 게 중요하다. 단식은 그 목적에 따라 다이어트, 자연치유, 명상(종교)으로 나눌 수 있다. 명상(종교) 단식은 필자의 다른 책에서 다루고 있으므로, 본서에서는 다이어트와 치유를 위한 단식만 소개하고자 한다.

단식 기간에 따라서는 7일 미만으로 하는 단기 단식과 10일 이상의 장기 단식으로 나눌 수 있다. 단식 장소에 따라서 입소 단식과 생활 단식으로 나누고, 단식 중 섭취하는 음료에 따라 효소 단식과 보조 음료 단식으로 나눈다.

단식은 기본적으로 성인을 대상으로 하지만, 청소년이 하는 경우도 있어서 청소년 단식은 별도로 다룬다. 단식 중 물 외에는 일체의 건더기를 먹지 않는 완전 단식과 일부 먹으면서 하는 간헐적 단식이 있고, 단식하는 계절에 따라 겨울 단식과 여름 단식으로 나누기도 한다.

다이어트 단식 vs. 치유 단식 ─────────

다이어트 단식은 살을 빼는 데 목적이 있다. 하지만 건강한 성인이 갑자기 살이 찌는 경우는 거의 없다는 점에서 다이어트를 목적으로 하더라도 결국 치유 단식을 병행하지 않을 수 없다. 치유 단식은 질병 치료를 목적으로 하는데 자신의 병증이 왜 생긴 것인지 원인을 파악하기 어렵다는 점에서, 일반인이 나 홀로 단식을 하기에는 한계가 있다. 따라서 나 홀로 단식을 하더라도 가능하면 전문가와의 상담을 통해 '사례 개념화'를 거쳐 진행하는 것이 안전하다.

치유 단식은 음식을 끊음으로써 질병으로부터 건강을 회복하는 방법이다. 통합의학회 회장을 역임한 전세일 박사는 "의학에서 생명 경외사상이 결여되어 있으면 육체적, 정신적, 정서적, 사회·심리적, 영적으로 구성된 사람의 생명을 건강하게 유지시킬 수 없다"라고 일갈했다. 그런 점에서 일정 기간을 정해 의도적으로 행하는 단식이 전인치료의 가능성을 높일 수 있다.

바둑을 두는 사람들은 바둑알을 어디에 놓아야 하는지, 그 패턴을 알고 있다. 의학에 있어서도 이러한 패턴은 아주 중요하다. 사람의 병을 고치는 데는 다양한 지식이 필요하지만, 병의 패턴을 아는 것이 더 중요할지도 모른다. 몇 년 전, 유전자의 염기 서열을 모두 파악했다면서 질병 정복이 코앞에 다가온 것처럼 말했지만, 세계 과학자들은 여전히 아무것도 알지 못한다. 각각의 염기가 어떤 패턴으로 이루어지는지를 모르니 그 많은 지식이 아무런 소용이 없는 것이다.

전세일 박사는 "단식은 패턴을 자르는 것이다"라고도 했다. 패턴을 따라가면서 병을 고치는 것이 아니라 아예 패턴 자체를 새로 짜는 것이라 할 수 있다. 그는 단식을 의학의 한 범주로 볼 수는 없다고 하면서도, 오랜 역사 속에서 사용되어온 효과적인 자연치유의 한 방법이므로 통합의학적 관점에서 충분히 검토할 가치가 있다는 사실을 인정했다. 치유 단식은 바로 이런 관점에서 이해할 수 있다고 본다.

단식의 자연치유 사례에서 거의 전부가 이구동성으로 하는 말이 있다. 피부가 좋아졌다는 것이다. '거의 전부'라는 표현은 전부는 아니라는 뜻이면서 전부라는 뜻이기도 하다. 예를 들어 알레르기가 있는 사람이 5일간 단식을 했다고 해보자. 이 사람의 알레르기는 사실 장腸이 나빠서 생긴 것이다. 장이 나쁘면 피부도 나빠진다. 잘 화장해서 남들 눈에는 안 보이지만 자기 자신은 안다.

5일 정도 단식하면 피부에 뭐가 자꾸 나거나 고름이 나오기도 한다. 이 상태에서 단식을 멈추면 피부가 망가졌다고 할 것이다. 그러니 이런 사람은 단식해서 더 나빠졌다고 말하게 된다. 반면, 이 사람이 10일간 단식하면 고름도 멈추고 안색도 깨끗해진다. 그러면 이 사람은 단식해서 좋아졌다고 할 것이다. 즉, 누구나 단식하면 결국에는 피부가 좋아진다. 그러나 단식 기간이 짧으면 호전 반응만 보고 피부가 나빠졌다고 말할 수 있다. 이것이 필자가 '거의 전부'라고 표현한 이유다.

얼굴 양쪽의 광대뼈가 튀어나와 있으면 미관상 좋지 않다. 광대뼈가 돌출되면 얼굴이 커 보이거나 인상이 강해 보이기 때문에 요즘에는 광대뼈 축소 수술을 받는 여성들도 있다. 솔직히 이해가 안 되는 건 아니다. 여성이 예쁘게 보이고자 하는 것은 잘못된 일이 아니다. 여성 인권과 아무런 관련이 없다. 모든 생물은 이성의 관심 받기를 즐기기 때문이다.

여성이 광대뼈를 낮추려면 수술 말고도 단식이란 방법이 있다. 그래서 단식을 칼을 대지 않는 수술이라 부르는 것이다. 얼굴 자체가 작으면 광대뼈 돌출을 막을 방법이 없지만, 일반적인 얼굴 크기라면 성격을 바꿈으로써 광대뼈를 낮출 수 있다. 말도 안 되는 소리라고 생각하지 말길 바란다. 고집이나 아집에 사로잡혀 있을 때는 광대뼈가 튀어나오지만, 이를 성찰하고 조심하면 낮아진다. 이것은 어김없는 일이다. 다만, 그 사람의 고집이 좋은 고집인지 나쁜 고집인지는 알 수 없으므로 인격 판단의 기준으로 삼아서는 안 된다. 이렇게 질병이나 성격 또는 습관을 바꾸는 것도 치유 단식이다.

장기 단식 vs.
단기 단식 ─────────

일반적으로 20일 이상 진행하는 단식을 장기 단식이라 한다. 요즘 간헐적 단식 붐이 일면서 7일 단식도 장기 단식이라 부르는 이들이 많은데, 사실 7일 정도로는 큰 효과를 보기 어렵다. 그 정도 단식하고 나서 단식이 좋으니 나쁘니 말하는 것은 성급하다. 필자는 가장 기본적인 단식 기간을 10일로 잡는다.

단식을 시작하면 우리 몸은 5일 동안 적응기를 거치며 급속히 자가 치유를 진행한다. 단식이 영어로 Fast인 이유가 이것이다. 7일쯤 지나면 우리 몸은 장부의 모든 곳을 건드리면서 독소를 배출하거나 세포를 갱신하기 시작한다. 따라서 치유를 목적으로 한다면 적어도 10일은 해야 된다는 뜻이다. 참고로 단식 10일 차는 몸 치유가 마음 치유로 넘어가는 변곡점이다.

단기 단식은 일상생활에서 한 달에 1박 2일 또는 2박 3일 진행하는 것이다. 단식에 두려움을 가진 사람이라면 이런 단기 단식을 추천한다. 2~3일 음식을 먹지 않아도 배고픔이 없다는 것을 확인한 후에 10일 단식에 들어가면 자신 있게 단식을 진행할 수 있다.

위염 환자가 몸을 고치기 위해서는 10일을 단식하든 20일을 단식하든 큰 차이가 없다. 다만 류머티즘 등 근골격계 질환이 있는 경우 15일 단식을 추천한다. 우울증, 조울증, 공황장애, 조현병, 분노조절장애 같은 정신질환은 그 원인이 심장이나 위장에 있는 경우가 많다. 이런 경우에는 20일 단식이 좋은데 반드시 입소 단식을 하기를 권한다. 만약 병의 원인이 몸이 아닌 정신에 있다면 치유 단식이 아니라 명상 단식을 해야한다. 명상 단식에 대해서는 필자의 다른 책에서 상세히 설명했으니 참고하면 된다.

이처럼 단식 목적에 따라 장기 단식의 기간도 정해진다. 장기 단식이 몸에 나쁘다는 것은 전혀 근거가 없다. 오히려 단식 기간이 길어질수록 몸에 의존하던 의식이 점차 정신으로 확장되면서 더 큰 효과를 볼 수 있다. 하지만 장기 단식은 혼자 시도하지 말고 반드시 지도자의 교육 아래 진행하기를 당부드린다.

입소 단식 vs. 생활 단식 ——————

간헐적 단식은 대표적인 생활 단식으로, 집에서 일상생활이나 직장생활을 병행하면서 진행한다. 반면 단식원이라는 시설에 입소하여 단식하는 것을 입소 단식이라고 한다. 생활 단식은 주로 다이어트나 체질 개선이 목적이고, 입소 단식은 주변 환경 때문에 단식에 몰입하기 어려운 사람이 선호하는 방식이다.

대부분의 일반 단식원에서는 입소자의 일상생활을 자기들이 짜 놓은 일과표와 프로그램에 맞추도록 하고 있다. 그만큼 전문적인 연구가 부족하다는 뜻이다. 사람마다 몸 상태가 다르고, 오랜 기간 누적된 습관에 따라 아침에 일어나는 시간도 다르고 잠자는 시간도 다르다. 그런데도 효과적인 교육을 위해 단체로 이동하거나 모이거나 똑같은 운동을 시킨다. 이것이 입소 단식의 잘못된 점이다.

이런 것들이 입소자들의 경쟁을 유발하게 되는데, 늘 경쟁에 찌든 사람들을 단식하면서까지 또 경쟁에 시달리게 할 필요가 없다. 단식에 대한 과도한 집착도 요요현상을 유발하는 원인이 되므로, 개인별로 먼저 교육하고 개별적으로 멘토링을 하는 것이 좋다. 그래야 생각을 내려놓고 편안하게 단식할 수 있다. 또한 그런 사람에겐 요요가 오지 않는다.

일반 병원에서 단식을 지도하는 경우도 있는데 이는 '입원 단식'이라 해야 할 것 같다. 입소 단식과 달리 환자에게 단식에 필요한 충분한 서비스를 제공하지 않을뿐더러 주로 병실에 있게 하거나 침대에 누워 있어도 내버려 둔다고 들었다. 병원은 환자를 고치는 게 목적이라 단식을 지도하기엔 부적합하다. 대부분 도심지역에 위치해서 한 사람에게 필요한 충분한 활동공간을 제공하기 어렵고, 의사가 환자의 소화기 질환을 고치는 게 목적이어서 환자 스스로 낫게 하는 교육이나 서비스는 기대하기 어렵기 때문이다.

효소 단식 vs.
보조 음료 단식 ─────────

단식 중에 마시는 물의 온도에 따라서는 생수 단식과 온수 단식으로 나눌 수 있으며, 물에 들어 있는 미네랄이나 미생물에 따라 효소 단식과 음료 단식으로 나누기도 한다. 과거 70~80년대에는 종교시설을 중심으로 생수 단식을 했지만, 그로 인한 정신질환과 자살 충동의 폐해가 발생하면서 최근에는 건강식품 회사를 중심으로 효소나 보조 음료, 유산균을 이용한 단식을 하는 것이 보편적 추세다.

최근 몇 년간 여러 단식원에서 도입하고 있는 '효소 단식'은 발효 효소를 따뜻한 물에 희석하여 마시면서 단식하는 방법인데, 천연허브에 함유된 전분이 발효를 거치면서 단당류나 이당류로 바뀌어 쉽게 흡수되므로 배고픔이 거의 없다는 것이 장점이다. 단식 중에 배가 고프면 단맛이 나는 음료나 꿀을 마시는 데에 착안하여, 단식 기간 내내 단맛 나는 효소를 먹이는 단식원들이 등장하게 된 것이다.

효소는 발효시켜 만든 식품이다. 발효란 효모나 박테리아 등 미생물이 생명체를 구성하는 유기물을 분해하는 과정이다. 전통적으로 당분이나 염분을 활용하여 부패하지 않도록 만드는 기술이기도 하다. 식품으로 적절하게 발효된 것은 된장이나 간장, 김치 등에 쓰이지만, 더 숙성되면 식초가 되기도 한다.

· 당 발효 효소, 균 발효 효소 ·

요즘에는 주로 약재나 식품 원료에 설탕을 1:1로 넣어 당(糖) 발효시키는 경우가 많다. 또는 자연 발효라고 하여 당이 많이 함유된 익은 과일을 이용해서 발효시키거나 개복숭아, 모과, 매실 등과 같은 나무의 열매를 당 발효시켜 마신다.

현재 대부분의 단식원에서 사용하는 식품은 당 발효 효소나 꿀차 같은 당 음료다. 이런 효소 음료는 과도한 당분 섭취로 인해 건강에 문제를 초래할 수 있다는 치명적 약점을 가지고 있다. 당장 단식할 때는 편하지만, 단식 후에 다양한 문제들이 드러나기 시작한다. 단식의 목적은 영양분 섭취를 끊음으로써 몸속에서 독소로 변한 영양소를 분해하는 것인데, 효소 단식은 세포 차원에서는 음식을 섭취하고 있는 셈이어서 단식의 본래 목적에 부합하지 않는다.

탄수화물이 체내에서 독소로 변해 생긴 병증에는 탄수화물 공급을 중단해야 단식의 효과를 볼 수 있다. 그런데 단식 중에 계속 탄수화물을 공급하면 탄수화물 중독에 의한 질병 치유에 있어서는 효과를 기대하기 어렵다. 그런 점에서 '효소 단식'은 병은 못 고치면서 씹는 기능을 하는 저작근咀嚼筋만 퇴화시켜 몸을 더 나쁘게 할 가능성이 농후하다.

당 발효 효소의 부작용을 극복하기 위한 대표적 대안이 균菌 발효 식품의 개발이다. 프로바이오틱스 유산균으로 대표되는 미생물 발효시장이 바로 그것이다. 식품을 발효시키는 데 설탕 대신 살아있는 종균을 배양해 사용하므로 단식 중에 장 생태계를 빠르게 회복시킨다는 장점이 있다.

최근에는 우리나라에서도 프로바이오틱스 유산균을 비롯한 미생물에 관한 다양한 연구와 발전이 이루어지고 있어, 소비자들의 기대도 더불어 커지고 있다. 하지만 유산균 시장과 달리 단식에 균 발효 효소를 활용한 사례가 많지 않으므로 각 개인이 이를 잘 참고해서 판단하는 것이 좋겠다.

· 보조 음료 단식 ·

단식은 음식을 끊는 것이므로 음식이 아닌 다른 수단으로 반드시 열을 보충해야 한다. 단식하면서 몸을 차게 하거나 찬물을 마시면 열을 빼앗겨 단식 중 운동이나 활동에 장애를 겪고 허기를 많이 느끼게 된다. 움츠러들어서 운동을 안 하거나 밖에 나가지 않으면 의기소침해지고 우울증이 생길 수도 있다. 예전 금식기도원에서 보였던 문제들도 생수 단식과 운동 부족, 햇빛 부족이 원인이었다. 이 같은 생수 단식의 문제점을 극복하기 위해 나온 것이 보조 음료 단식이다.

보조 음료 단식은 생수 대신 보조 음료를 마시는 단식법이다. 대개 천연허브를 고온에서 추출해서 생수 대신 사용한다. 따라서 보조 음료가 무엇인지에 따라 단식의 효과가 달라진다. 가장 먼저 만들어진 보조 음료는 체지방 성분을 분해하는 약초들로 구성되었다. 대표적인 것이 마테 잎으로 만든 마테차였다. 1990년대 후반 본격적으로 시장에 등장했으며, 대체식품 회사나 방문판매 회사, 네트워크 회사에서 주로 체지방 분해란 목적에 맞춰 유통하고 있다.

보조 음료 단식은 개인의 질병이나 통증 원인에 따라 적절한 허브를 취사선택하여 제공할 수 있다는 점에서 장점이 있다. 다만, 추출 방식은 모세혈관이나 전신 말초신경에 이르기 어렵다는 한계가 있다.

청소년 단식에서
주의할 점 ───────────

　　　　　　　종교인이나 철학자들이 단식을 즐기는 이유 가운데 하나가 '정신이 맑아지는' 효과 때문이다. 이 말에 가장 관심 있을 사람은 아마 학부모일 듯하다. 단식이 우리 아이 집중력과 성적을 올리는 데에도 도움이 될지 궁금할 것이다. 대답은 간단하다. 먹을 게 떨어지면 정신을 바짝 차려야 굶어 죽지 않는다. 그러니 본능적으로 인지 능력이 향상되도록 뇌에서 변화가 일어난다. 과학 잡지에 실린 이야기이니 믿어도 된다.

요즘엔 집중력을 높여준다는 약도 있다. 소위 '나비 약'이라 불리는 식욕억제제다. 향정신성의약품이라 집중력을 단기에 상승시킨다. 간혹 고등학교 때 공부 잘해서 명문 대학에 진학했는데 그 후 바보가 된 듯이 보이는 사람들이 있는데, 혹시 이 약 때문이 아닌지 의심이 된다. 성적 만능주의가 초래한 엄청난 부작용이 아닐 수 없다.

한참 성장하는 청소년기에 단식하면 문제가 없는지 물어보는 사람도 있다. 1년 전에 여중생이 생활 단식을 한 적이 있다. 아빠의 권유로 엄마와 언니도 같이 했는데, 두 사람은 지금까지도 날씬하게 자기관리를 잘하고 있다. 그런데 이 학생만 유독 더 뚱뚱해졌다면서 아빠의 걱정이 크다.

이 학생이 다시 뚱뚱해진 이유는 그 부모도 알고 자기 자신도 안다. 군것질에 야식까지, 살찌는 데 좋은 음식은 숨어서라도 아낌없이 먹기 때문이다. 성장기에는 호르몬 분비가 많아서 허기를 더 심하게 느낀다. 따라서 청소년 단식은 인식의 전환이 우선되어야 관리가 가능하다. 단식하면 호르몬 분비가 좋아져서 키 성장 등에 도움이 되지만, 올바른 식습관으로 인식을 바꾸지 않는다면 오히려 요요현상만 초래할 수 있다.

완전 단식 vs. 간헐적 단식 ─────────

최근 유명해진 단식법으로 간헐적 단식이 있다. 간헐적 단식은 니시요법의 '1일 1식'과 같은 소식小食의 한 분야다. 일반적으로 하루 24시간 중 16시간 동안 공복을 유지하고 8시간은 음식을 먹는다. 사실상 '1일 1식'이나 '1일 2식'이라고 보면 되는데, 서양에서 니시요법을 연구하다 개발한 것으로 알려져 있다. 물론 '5일 식사 후 2일 단식' 방법도 있다. 이 방식은 부처님이 행한 '6일 단식 1끼니'보다 훨씬 쉽다는 게 장점이다. 그래서 단식하기에는 자신감이 부족하고 살은 빨리 빼고 싶은 현대 도시인의 욕구에 잘 맞는다.

하지만 소식은 영양소를 계속 섭취하므로 질병 치유의 시간이 길다. 비만을 해결한다는 점에서는 유용하지만, 치유 단식으로는 빠른 효과를 기대하기 어렵다. 또 생채식 위주의 식단이어서 개인별 체질을 반영하지 못한다는 한계도 있다. 앞으로 더 많은 연구를 통해 간헐적 단식에서 섭취할 음식을 체질별로 분류할 수 있다면, 훌륭한 식습관 개선의 수단이 될 수도 있다. 단식 기간도 3개월 정도로 정해서 생활 습관을 바꾼다는 자세로 접근하길 권한다.

완전 단식은 소화할 음식을 아예 입에 대지 않고 소화효소를 분비하지 않는 물 종류만 마시는 단식이다. 물조차 입에 대지 않는 단식도 있지만, 목숨을 걸어야 할 만큼 중대한 이유가 없는 한 몸을 고갈시키는 방식은 바람직하지 않다. 단식 기간도 정신적 치유나 영적 치유가 아닌한, 대개 10일 이내로 한다.

겨울 단식 vs. 여름 단식 ———————

단식을 시작하는 계절에 따라 여름 단식과 겨울 단식으로 나누기도 한다. 우리 몸을 잘 관찰해보면 8월 23일경의 '처서'라는 절기부터 몸이 지방을 쌓기 시작한다. 겨울을 나기 위한 준비를 하는 건데, 이때부터는 많이 먹지 않아도 지방이 쌓이고 몸의 움직임도 둔해지면서 뱃살이 나오기 시작한다. 이때 시작하는 단식을 겨울 단식이라 한다.

나무는 여름에 풍성해졌다가 겨울이면 앙상해진다. 반면, 동물은 여름이면 앙상해졌다가 겨울이면 지방이 올라서 풍성해진다. 풍성해지는 계절에 단식하는 것도 묘미가 있다. 날씨가 추우면 피부 가죽이 두꺼움을 유지하려고 하므로, 단식 효과가 별로 없는 것처럼 보이기도 한다. 하지만 이때 뺀 살은 여름에 다시 찌는 경우가 드물다는 장점이 있다.

추운 계절에는 운동할 시간도 부족하다. 겨울에는 대략 낮 11시부터 오후 3시 정도까지만 운동할 수 있는데, 야외 운동 시 지나치게 땀을 흘려서는 안 된다. 운동 중간에 갑자기 땀이 식으면 그 땀이 찬물로 변해 온몸 피부를 통해 한기가 밀어닥치기 때문이다. 이것은 단식에 아주 치명적이다. 감기나 몸살을 피하기 어렵고, 그 결과 단식에 대한 집중도도 떨어지기 마련이다.

만약 환절기나 추운 계절에 단식하다가 감기에 걸릴 징후가 보이면 유근피에 말린 대추, 말린 생강, 말린 귤껍질을 넣고 2시간 정도 달여서 마시는 게 좋다. 필자는 1리터의 물에 유근피 반 주먹, 말린 대추 5개,

말린 생강 2~3조각, 말린 귤껍질 한 주먹 정도를 넣고 달여서 마신다. 평소에 차처럼 마시면 감기 예방도 되고 감기에 걸리더라도 금방 낫는다.

여러모로 단식하기에는 추운 계절보다 따뜻한 계절이 편하다. 그렇다고 해서 한여름이 좋다는 말은 아니다. 우리나라 기후로는 봄가을과 초여름이 단식하기에 좋다. 3월부터 7월, 9월부터 11월 정도다. 8월 한여름에는 땀을 많이 흘리므로 단식할 때 빠지는 체중도 너무 많아서 탈진할 수 있다.

특히 몸속 수분이 일시에 빠져나가면 건강에도 치명적이다. 충분한 수분 섭취를 한다고 해도 물이 우리 몸속의 호르몬, 체액, 혈액과 같은 수분으로 전환되기까지는 시간이 걸리므로 탈수증상을 피할 수 없다. 그런데도 한여름 단식은 단기간에 몸매가 날씬해진다는 점에서 주목받고 있다.

단식과 생리 기간이 겹치는 경우엔 체중이 감소하지 않는다. 눈으로 보기에도 그렇다. 여성의 몸은 생리가 시작되기 전부터 지방을 모으기 시작하므로 단식 중에 생리가 오면 체중 감소는 더 이상 진행되지 않는다. 따라서 단식 기간을 정할 때는 생리 기간을 피하는 것이 좋다. 폐경이었던 여성이 단식하다 생리가 다시 시작된 경우라면 나쁘지 않다.

CHAPTER 04

실패하는 단식, 성공하는 단식

필자의 첫 단식은 전혀 계획에 없던 일이었다. 잡지사를 그만두고 잠시 쉬고 있는데, 기림산방의 김종수 선생이 정선에 와서 며칠 쉬었다 가라고 권했다. 가서 보니 마침 3주 단식 희망자들이 입소하는 날이었다. 어찌어찌하다가 그들 틈에 끼어서 3주 단식을 하게 되었다. 지금 와서 생각해 보면 고마운 마음이다. 그렇게라도 하지 않았으면 평생 단식이라는 세상을 모르고 살았을 것이다. 당시엔 필자도 단식 유해론자였기 때문이다. 섭리를 알기 전까지 필자 역시 과학만능주의자였다.

단식은 끝보다
시작이 중요하다 ——————

전장戰場에 나간 말이 사방을 둘러보면 앞으로 나아가지 못한다. 그래서 오직 시야를 전방에만 두도록 눈가리개(블라인더)를 한다. 신학대에서 목회자를 양성하는 방법이나 어린아이 때부터 공동체의 윤리 의식을 교육하는 방식도 이와 같다. 연구 방법의 한 종류였던 과학이 이제는 모든 문제를 푸는 만능으로 인식되는 것도 같은 원리다. 과학적 사고에 젖은 문화에서 성장한 사람이 섭리의 관점으로 사물과 현상을 보려면, 지금까지 공부한 것보다 더 큰 자기부정과 시련을 감당해야 한다.

따라서 필자는 길지 않은 시간을 사는 사람이 자기 시대의 보편적 관점을 부정하거나 넘어서려는 시도를 하는 것을 만류한다. 그만큼 어려운 일이기 때문이다. 타고난 기질과 운명으로 고정관념을 벗어 던지고 자기를 부정하려면, 우둔한 자의 일로매진一路邁進이 필요하다. 공부할 때도 마찬가지다. 교실 사방을 두리번거리는 학생이 공부 잘하는 예는 없다. 단식도 여기저기 두리번거리는 마음으로는 아무것도 이루지 못한다. 오직 모든 마음과 힘을 다해 정진할 뿐이다.

단식은 자기 몸에 스스로 가하는 충격적인 영양결핍 상태이다. 우리가 평소에 먹은 음식의 영양소가 몸 안에서 생화학적으로 반응해, 오히려 건강을 해치는 오염원이 되는 경우가 비일비재하다. 이를 다시 분해해서 영양분으로 재활용할 것은 세포로 보내고 유해 물질은 배출하는 청소가 바로 단식이다. 그러므로 단식을 계획할 때는 반드시 단식 후 자신의 식습관을 어떻게 바꿀 것인지를 함께 고려해야 한다. 단식의 성공 여부는 결국 음식에서 판별되기 때문이다.

단식보다 단식을 끝낸 후의 보식이 중요하다는 말도 있다. 하지만 필자는 끝맺음보다 시작이 더 중요하다고 말한다. 왜 단식을 하려는 것인지를 명확히 해야 중간에 좌절하거나 단념하지 않기 때문이다. 자기 자신이나 누군가를 증오하는 마음으로 단식해서도 안 된다. 그러면 단식 후에 아집으로 똘똘 뭉쳐 타인과 공존하기 어렵다. 이런 태도는 타인의 감정을 자극하기 위해 자신의 몸을 학대하는 것이라 봐야 한다. 단식은 먼저 기간을 정하고 식사와 운동계획, 일상에서의 치유 프로그램을 짜고 나서 시작하는 게 좋다.

단식하기 힘든
사람의 유형 ─────────

단식하면서 죽어라 하고 굶는 것에만 매진하는 사람들이 있다. 수많은 책과 인터넷 검색을 통해 자기만의 기준을 세우는 사람도 있다. 그 과정에서 뭔가를 배우는 것은 좋은 일이다. 하지만, 애써 수집한 정보가 자기 지식의 범위 안에서 맴도는 수준이라면 단식을 통해 의식의 지평을 넓히긴 어렵다. 단식을 제대로 한 사람은 인식이 바뀐다. 음식에 대한 인식, 사람에 대한 인식, 삶에 대한 인식이 모두 바뀐다. 이것이 훌륭한 단식이다.

단식은 고행의 수단이 아니다. 정확하게 알아야 한다. 밥을 안 먹으니 오히려 편하고 몸은 가벼워지며 건강은 날로 좋아진다. 단식 자체는 고행이 아니고, 그래서도 안 된다. 만약 단식을 통해 고행을 할 생각이라면 죽음을 불사해야 한다. 이는 심신의 건강 회복을 목적으로 단식하라는 필자의 주장과 맞지 않는다. 오히려 고행을 감당할 수 있도록 건강을 만드는 것이 단식이다. 살자고 단식하는데 죽자고 덤벼드는 건 어리석은 일이다.

단식하기 힘든 사람들의 유형도 있다. 의심이 많은 사람은 의심하고 계산하다가 시간만 보낸다. 정작 단식을 하려고 할 때는 도와줄 사람이 없다. 무슨 일이든 의심이 많고 셈에 능한 사람은 일을 이루지 못한다. 핑계가 많은 사람도 단식할 수 없는 100가지 핑곗거리를 찾느라 바빠서 단식하지 못한다. 하고자 마음먹으면 그냥 하면 된다.

완벽한 답을 구하는 사람도 단식하기 어렵다. 단식의 결과는 사람마다 다르다. 그러니 처음부터 지도자가 구체적인 결과를 약속하는 것은 애당초 불가능하다. 피부과에서 레이저 시술을 하면 점이 빠진다. 기미도 없앨 수 있다. 그러나 단식해서 기미가 없어지거나 점이 사라지는 것은 스스로의 노력과 의지에 따라 다르게 나타난다. 시작도 하기 전에 답부터 구하는 것은 단식하지 않을 핑계를 만드는 것에 지나지 않는다.

생각이 많은 사람도 단식하기 어렵다. 생각이 많다는 것은 숨이 짧다는 것이다. 주위를 둘러보면 쉽게 알 수 있는데, 숨이 짧은 사람일수록 잡다한 생각을 하고 그 생각에 빠져 엉뚱한 오해를 한다. 생각이 많으면 현실로 나타나지도 않은 문제를 가지고 혼자서 씨름한다. 모든 에너지를 생각에 써 버리고 나서 무슨 힘으로 단식을 하겠는가? 단식하는 사람은 생각을 줄여야 하고, 생각을 줄이기 위해서는 호흡을 길게 하는 연습을 해야 한다.

과학은 억지로라도 '긍정적으로 생각하기'를 권한다. 마음을 내려놓거나 매사를 부정적으로 바라보는 시각을 바꾸라고 한다. 그런데 사람들이 일부러 부정적으로 보는 것이 아니다. 그러니 자신의 감정에 거짓말을 주입하라는 얘기가 된다.

필자는 부정적 생각이든 긍정적 생각이든 생각은 생각일 뿐이니, 생각을 없애라고 말한다. 그게 안 되면 최대한 줄여야 한다. 생각이 없어져야 의식이 깨어나기 때문이다. 단식은 생각대로 하는 게 아니라 깨어 있는 의식을 따라가는 것이다.

말이 많은 사람도 단식하기 힘든 부류이다. 평소 수다 떨기 좋아하는 사람이라면 단식 중에 묵언하도록 지시한다. 말을 해서 먹고사는 직업에 종사하는 사람들 중에 단식을 중도에 포기하는 경우가 많다. 특히 생활 단식의 경우에 더 그렇다. 입으로 에너지를 쏟아내니 단식을 지속할 힘이 없다. 이런 사람은 완전 단식보다는 간헐적 단식을 하는 편이 좋다. 주말에 입을 다물고 있을 때는 완전 단식을 하고, 평일에 일을 할 때는 '1일 2식'을 하는 것도 효과적인 방법이다.

두려움이나 불안에 가득 찬 사람도 단식하기 어렵다. 그런 유형의 사람이 따로 있다. 두려움의 가장 밑바닥엔 죽음이 있다. 죽음은 대비할 수 없는 것이다. 그러니 결과를 예측하기 힘든 선택을 할 때면 불안이 강하게 다가온다. 과연 먹지 않고 버틸 수 있을지 불안해진다. 그런데 단식은 의무가 아니므로 자기가 하기 싫으면 안 하면 된다. 시작도 하기 전에 혼자 불안해할 필요가 전혀 없다.

단식 중 주의점과
응급처치 ────────

앞에서 단식에 실패할 가능성이 많은 사람의 유형을 기술했지만, 좀 더 세밀한 준비를 위해 주의사항과 응급처치에 대해 알려주려고 한다. 단식을 시도했다가 실패하면 자신감도 떨어지고 자존심도 상하기 때문에 기왕이면 실패하지 않도록 준비하자는 뜻에서다.

남성보다 여성이 단식에 많은 관심을 가지는 이유는 음식과 관계가 있다. 여성들은 음식에 대한 애착이 크다. 음식 맛을 느끼는 미각과 그것을 음미하는 감각이 남성에 비해 발달했기 때문이다. 여성들 스스로도 자신의 질병이나 비만이 음식으로 인해 생긴 것이라고 믿는다. 틀린 말은 아니다. 병은 음식으로 인해 생기고 낫는 것도 음식으로 낫는다. 하지만 더 깊이 원인을 파고 들어가면, 수분 정체로 인해 부어있는 팔뚝이나 허벅지 살과 같은 전신 부종이 원인이다.

따라서 단식하는 사람은 자기 몸이 살찐 게 아니라 부어있다는 사실을 받아들이고, 부기를 빼겠다는 자세로 몸을 돌봐야 한다. 몸속 순환이 원활치 않은 이유는 림프가 막혔거나 콩팥의 기능이 떨어졌기 때문이다. 이런 경우에는 림프 마사지와 함께 콩팥의 기능 회복에 좋은 차를 마시면서 단식을 진행해야 한다. 콩팥의 기능 회복을 위해 필자가 주로 쓰는 식품은 엉경퀴를 전초全草로 달여 마시는 방법이다. 엉경퀴의 꽃, 잎, 줄기, 뿌리 전체를 먹으라는 뜻이다.

이렇게 마음 준비를 단단히 했음에도 단식할 때 가장 실패 확률이 높은 사람은 숨이 짧은 사람이다. 이런 사람은 성격도 급해서 단식 일주일을 넘기는 것도 버거워한다. 따라서 단식하는 중에라도 숨을 길게 쉬는 연습을 하는 것이 좋다. 숨이 짧은 사람들이 억지 단식을 많이 하므로 요요가 생길 가능성도 크다. 요요현상에 대해서는 다음 장에서 자세히 설명하겠다.

단식하다 중도에 포기하는 가장 큰 이유는 의외로 수면장애다. 잠을 못 잔다는 것은 휴식을 취하지 못한다는 의미다. 잠을 제대로 자지 못하는 사람이 운동을 열심히 하면 얼마 못 가서 지친다. 그러므로 단식에서 충분한 수면은 아주 중요하다. 실제로 단식 중에 잠을 잘 자는 사람이 살도 쉽게 빠진다. 잠을 못 자는데 억지로 단식하다 보면 우울감에 빠진다. 필자는 심한 불면증에 산조인 씨를 볶아서 쓰기도 하고, 염증이 있는 경우에는 유근피나 황금을 쓰기도 한다.

도심 공원에 나가보면 양팔을 힘차게 흔들며 빠르게 걷는 사람들이 있다. 열량 소모에 좋다고 알려진 모양이다. 느릿느릿 걷는 이들도 있다. 주로 스님들의 경행(천천히 걸으면서 참선하는 것)이나 택견을 하는 이들이다. 단식할 때는 자기 체력에 맞춰서 걷는 것이 좋다. 체력이 좋은 사람이 추운 계절에 너무 느리게 오래 걸으면 한기寒氣가 몸을 쳐서 병이 생긴다. 그런 사람은 조금 빨리 걸어서 땀을 빼고 즉시 몸을 따뜻하게 해주는 게 좋다. 체력이 부족한 사람은 천천히 걸으면서 무리하지 않는 것이 좋다. 또 운동 후에는 몸의 관절 부위를 풀어 주어야 한다.

단식하면 당연히 배가 고프다. 이건 내가 몸을 고치기 위해 선택한 불가피한 일이므로 참아야 한다. 다만 배고픔을 해결하는 몇 가지 방법은 있다. 평소 당뇨가 있어 저혈당이 오는 사람이나 단식 중에 갑자기 배가 고프거나 전신 떨림이 생기면 물에 효소나 꿀물을 타서 마시면 금세 회복된다. 따라서 평소 혈당이 높거나 낮은 사람은 단식 중에 늘 당분이 높은 음료나 사탕을 휴대하는 게 안전하다. 사탕을 빨아 먹으면 훨씬 편하긴 한데, 문제는 침샘을 자극하여 소화효소를 분비하므로 사탕을 먹고 나면 배고픔이 더 심해지는 부작용이 있다.

단식하다가 전신에 힘이 빠질 때는 키토산 차를 마시거나 염분이 함유된 국물을 마시면 된다. 단 일체의 건더기는 섭취하지 않아야 한다. 단식 중 무기력증은 염분 부족으로 인해 생긴다. 이럴 때를 대비해서 죽염이나 볶은 소금을 준비하는 사람도 있다. 암 환자는 물에 시래기나 황성분이 많은 채소를 넣고 끓인 다음 소금으로 간을 해서 휴대하는 게 간편하고 효과적이다.

단식하면 배가 고파서 말할 힘도 없을 것이라 생각한다. 하지만 어느 정도 적응하면 오히려 말수가 많아지고 쾌활해진다. 이때 무심코 뱉은 한마디가 다른 사람의 단식과 명상을 방해할 수 있으니 주의해야 한다.

단식 중의 묵언 기간은 자신을 위한 것이기도 하지만 남을 위한 배려이기도 하다. 내게서 나오는 건 악취만이 아니다. 무심코 뱉는 말이 주위 사람에게 상처가 된다. 따라서 단식 중 호전 반응이 심하게 나타날 때는 묵언을 하는 게 좋다.

단식할 때는 가능한 한 사람을 만나지 않아야 된다. 감각과 감정이 극도로 예민해진 상태여서 가슴에 '비수'가 되는 말을 들으면 평상시보다 더 큰 상처를 받는다. 비수란 약 30센티미터 길이의 단검으로 가까이 있는 사람을 찌를 때 사용한다. 찌른 후에 비틀어서 빼면 내장을 다 훑어버린다. 이렇게 쇠붙이Steel가 내장을 훑는 것을 영어권에서는 스트레스 Stress라고 한다. 비수를 꽂는 이는 늘 가까운 사람이다. 단검은 빼면 되지만 말은 뺄 수도 없다.

심장질환 또는 고혈압이 있는 사람이 단식을 하다가 갑자기 열이 머리로 솟구치거나 혼절하면, 즉시 바늘이나 사혈 침으로 열 손가락 끝에 피가 나올 만큼 따주어야 한다. 그러면 금방 회복된다. 단식의 가장 기본적인 응급처치이니 지도자는 반드시 이를 알고 있어야 한다. 만약 이렇게 해도 회복이 안 되면 코와 인중(윗입술 가운데)을 따고 병원으로 후송한다. 암 환자는 단식 중에 유황 음료를 마시는 것이 좋다. 노인의 경우, 체중감량보다는 근감소증과 관절염 또는 연골 강화를 위한 단식이 되어야 한다.

탈모가 진짜
단식 부작용일까? ───────

단식을 계획하는 사람들이 무서워하는 부작용 중 하나가 탈모 현상이다. 이것은 영양공급이 중단되면서 자연스럽게 발생하는 현상이다. 물론 단식 기간 내내 머리카락이 빠진다는 뜻은 아니다. 주로 단식 중의 특정 기간에 탈모가 일어나는데, 아직 정확한 원인에 대해 밝혀진 바는 없다.

모든 사람에게 탈모가 일어나는 것도 아니다. 평소 몸이 부실하거나 스트레스를 많이 받았던 사람에게서 발생하는데, 이로 미루어보아 기존의 신진대사 장애가 드러나는 현상으로 판단된다. 즉, 단식과 상관없이 언젠가 일어날 준비가 되어 있던 몸에서만 일어난다는 뜻이다. 이는 단식 부작용보다는 각자의 신체 밸런스나 체질적 문제로 판단된다. 단식 중 탈모를 호소하는 여성들은 일상에서 스트레스를 심하게 받았던 사람들이다. 따라서 단식 중 탈모를 단식 부작용으로 보기는 어렵고, 개인차가 있는 듯하다.

평소 생각이 많은 사람은 비만하기 쉽다. 생각이 많다는 것은 숨이 짧다는 것이다. 숨이 짧으면 갑상샘에서 분비되는 티록신 호르몬이 줄어든다. 티록신은 우리 몸에 산소를 전달하는 역할을 하므로, 숨이 짧으면 결국 몸에 산소가 부족하고 세포가 정상적인 신진대사를 하기 어렵다.

이런 상태에서는 잠을 자기 어려우므로 호르몬 분비에 장애가 생긴다. 이런 악순환이 반복되면서 체내 수분의 흐름이 정체되어 붓게 된다. 이 것이 물살이고 비만이다.

생각이 많으면 필연적으로 불안도가 높아지고 스트레스에서 벗어나지 못한다. 스트레스 저항력이 떨어진다는 것은 부신副腎 기능이 떨어진다는 뜻이다. 부신 기능 저하는 콩팥 기능 저하로 이어져 피나 체액을 순환시키지 못하므로 또 붓게 된다. 이런 메커니즘을 보면, '생각'과 비만은 깊이 연관되어 있다. 체중감량을 원한다면 생각부터 감량해야 할 이유이다.

단식 프로그램의
설계 ──────

나는 계절이 바뀔 때마다 5~10일 단식을 한다. 그 계절에 맞도록 몸을 바꾸는 것이다. 더 구체적으로 말하자면, 계절에 맞게 살가죽의 상태를 바꾸고 근육의 강도와 힘줄을 조정한다.

단식으로도 살가죽을 바꿀 수 있다. 입춘이 되면 살가죽이 얇아지면서 뭔가 몸이 가벼워지는 느낌인데, 이때 살가죽을 얇게 만들기 위해 단식을 한다. 반면, 처서가 되면 살가죽이 저절로 두꺼워지면서 뭔가 몸이 무거워진다. 이때 일부러 살가죽을 얇게 해서는 안 되고 오히려 근육을 강화하는 운동에 치중하는 게 좋다. 날씨가 추워지는데 단식으로 무리하게 살가죽을 얇게 만들면 겨울 한기를 버티지 못한다. 8월 말부터 9월에 단식할 때는 호리호리한 몸매보다는 탄탄한 몸매를 만드는 쪽으로 계획을 세우길 바란다. 과학을 따르는 사람은 한여름에 무슨 한기 타령이냐고 하겠지만, 처서(8월 말)가 되면 대기의 공기와 달리 땅속은 얼기 시작한다.

이는 천지의 기운이 엇갈려서 생기는 섭리다. 땅속이 가장 추운 시기인 11월에 중풍 환자가 급증하고, 이때부터 면역력이 약해지면서 각종 바이러스나 박테리아 감염이 확산한다. 대기 중의 공기는 1~2월이 가장 춥지만, 땅속은 11월이 가장 춥다. 마찬가지로 2월 입춘이면 대기 중의 공기는 여전히 차갑지만, 땅속은 이미 풀려서 씨앗이 싹을 틔우기 시작한다.

하늘의 기운과 땅의 기운이 이렇게 엇갈리는 것은 자연의 섭리다. 다만 우리 몸은 대기가 아니라 땅이 가진 온도를 따른다. 단식 계획을 짤 때는 반드시 유산소운동에 하루 2시간 이상을 할애하는 것이 좋다. 특히 단식과 함께 헬스장에서 기구를 이용해 약한 근육을 단련하면, 5~7일 단식으로도 어지간한 병은 모두 이겨낼 수 있다.

목적이 뚜렷하고 목표가 세워졌다면 구체적인 계획을 짜야 한다. 단식하기 전에 먼저 구충제를 먹고 소금물을 마시는 건 기본이다. 장이나 몸속에 기생충이 있다면, 이들이 갑작스러운 음식 중단에 놀라 움직일 게 분명하다. 회충이나 요충은 덩치가 커서 장을 뚫고 나올 수 없지만, 현미경으로만 볼 수 있는 미세한 기생충은 몸속을 이동하여 우리를 괴롭힐 수 있다. 그러니 구충제를 먹고 하루 지나 소금물을 마신다.

소금물은 죽은 기생충이나 장벽에 붙은 오염물을 세척하기 위한 것이다. 그런 다음 장을 비우는 장 청소를 한다. 장을 비우면 배고픔이 줄어든다. 여기에 하룻저녁 찜질을 하면 약 3일간 배고픔을 느끼지 않는다. 이렇게 계획을 짜면 쉽게 단식을 시작할 수 있다. 간 청소까지 한다면 눈이 밝아지고 노안이 좋아진다. 단식의 성공 여부가 초기 3일에 달렸다는 점에서 매우 효과적이다. 4일 차 정도면 허리 통증이 사라진다. 이 때부터 일반인에게 호전 반응이 시작된다.

몸이 안 좋은 사람일수록 호전 반응이 빨리 시작된다. 심한 경우 첫날부터 호전 반응에 시달리는 사람도 있지만, 대부분 통증 수준의 병은 3일 차부터 호전 반응이 온다. 가장 흔한 호전 반응은 가려움증인데 다음 장에서 자세히 소개할 것이다. 7일 차 정도에 이르면 피부가 확연히 맑아지고 기미가 사라진다. 특히 팔의 피부가 몰라보게 좋아진다.

만약 중한 질환을 앓고 있는 경우라면 10일 정도의 기간을 권한다. 통풍, 대상포진, 류머티즘 관절염 같은 자가면역질환은 2주 단식을 추천한다. 마음을 새롭게 하고자 하는 사람은 7일 단식을 하고 거식증이 생기는지 확인해야 한다. 이는 트라우마로 인한 것이어서 전문적인 지도가 필요하다.

　큰맘 먹고 단식에 도전했다가 며칠도 지나지 않아 포기하는 사람도 많다. '남들 다 하는데 그까짓 것 나라고 못 하겠나'라고 시작한 사람은 세 끼니를 못 넘기고 갖은 이유를 갖다 대며 음식을 먹는다. 단식에 성공하고 싶다면 막무가내로 시작하지 말고 자신이 단식하고자 하는 목적을 분명히 해야 한다. 목표를 구체적인 수치로 명확히 하면 더 좋다.

　성격을 바꾸는 단식, 체중감량과 질병 치료를 위한 단식에는 공통 과정이 있는 반면, 각 목적에 맞는 보조적 과정과 수단이 필요하다. 그러니 단식을 계획할 때는 단식만 하기보다 유산소운동이나 근력운동, 맨발 걷기 등 운동 프로그램을 병행하는 것이 좋다. 1개월 정도의 기간을 놓고 보식할 때의 식단과 단식 중 전해질 보충, 보조 음료 선택과 같이 세세한 부분까지 준비해 계획표를 만들면, 생활습관 개선에도 큰 도움이 된다.

성공 조건 1 ────────

따뜻하고 활기차게!

　　　　　　어떤 목적의 단식이든 성공적으로 완주하기 위해서는 초심자가 지켜야 할 몇 가지 원칙이 있다. 먼저 몸을 따뜻하게 해야 하고, 운동을 많이 해야 하며, 잠을 푹 자는 게 중요하다. 음식을 먹지 않으면 열에너지가 감소하는데, 그런 상태에서 열을 빼앗아 가는 차가운 물이나 찬바람은 단식을 망치는 지름길이다. 열이 부족하면 호르몬이나 신경의 흐름이 둔해지면서 우울감이 높아져 계속 누워 있으려 한다. 그 결과 운동에너지도 부족해지고 갑상샘 기능이 떨어져 숙면하지 못한다.

오래전 약학박사 한 분이 겨울에 찬물에 몸을 담그는 수련을 했다가 죽을 뻔했다는 체험담을 들려주었다. 우리 몸은 일정한 열에너지를 가지고 있는데, 이는 생체 전류와 피가 흐르면서 생기는 현상이다. 몸속을 흐르는 생체 전류가 너무 빠르거나 느려도 병증이고 너무 많거나 적어도 문제를 일으킨다. 게다가 적정량과 속도 역시 사람마다 다르므로 특정 수치를 건강의 척도로 삼을 수 없다. 혈액 역시 속도와 양에 따라 병증이 생기고 기준 또한 사람마다 다르다.

속도는 압력을 만든다. 생체 전류의 속도가 빠르면 활기가 넘치지만, 과속 상태가 되면 미친다. 전류가 많이 흐르면 기운이 왕성하지만, 과하면 피가 전기의 속도를 따라가지 못해 혈관이 터지기도 한다. 이를 두고, 한의학에서는 기氣와 혈血 사이에 적절한 균형이 잡혀야 건강한 몸이라고 말한다.

혈액의 흐름이 느려지면 혈관 내 압력이 높아져 고혈압을 일으킨다. 기와 혈의 속도와 압력, 그리고 양을 가장 직접적으로 드러내는 질병이 갑상샘 기능 항진증과 저하증이다.

갑상샘 기능이 항진된다는 것은 미래에 사용할 기능까지 끌어다가 지금 다 써 없앤다는 말이다. 그만큼 현재 갑상샘에서 나오는 호르몬으로는 신체적 기능을 하기 어려운 상태가 되었다는 뜻이다. 그러니 얼마 후에 기능 저하증에 빠지게 되어 있다. 이런 현상은 호르몬과 생체 전류가 일으키는 신경과 혈액의 응축이 동시에 장애를 일으키는 것이다.

우리 몸의 열과 전기에너지는 질병과 깊은 관계가 있다. 차가운 것은 열에너지를 빼앗아 간다. 차가운 물에 몸을 담그거나 찬물을 마시면 열을 뺏긴다. 열을 뺏기면 움츠러든다. 사지가 차가워진다. 움직임이 둔해진다. 다시 열을 보충해야 한다. 이때 열을 보충해주는 것이 음식이다. 그런데 단식 중이라 열을 보충할 방법이 없다. 이러면 단식으로 인한 부작용에 빠진다. 체력 고갈, 우울증이 바로 그것이다.

우리 몸의 열에너지는 음식으로 생기고, 전기에너지는 호흡으로 생기며, 운동에너지는 움직여야 생긴다. 단식을 하면 ATP 생성을 아예 안 하는 것이 아니라 일정 부분 감소시킨다. 몸에 축적된 노폐물도 원래는 영양소였다. 음식을 먹지 않으면 노폐물로 쌓여 있거나 중금속으로 변한 고분자 영양소를 분해하여 신진대사에 이용하므로, 세포의 대사에 필요한 일정한 열은 발생한다. 다만 전신이 필요로 하는 충분한 양은 아니므로 전기에너지와 운동에너지를 더 많이 만들어야 한다.

단식하느라 열에너지가 떨어져 있는 사람이 호흡마저 거칠어지면 어떤 일이 벌어질까? 전기에너지까지 감소해 배터리가 방전되는 것이다. 따라서 길고 깊은 호흡으로 전기에너지를 충전해야 한다. 비강 호흡만 하라거나 구강 호흡은 안 된다고 말하는 이들도 있으나 그렇지는 않다. 가슴이 아닌 배로 숨을 마시고 내뱉는 것이 더 중요하다. 들숨에 배가 나오고 날숨에 배가 들어가는 것이 중요하다. 흉식호흡은 들숨에 가슴이 나오면서 배가 들어가고 어깨는 올라간다. 이러면 숨이 깊이 들어가지 못하니 호흡이 짧아진다.

성공 조건 2 ─────
운동은 평소보다 더 많이!

단식할 때는 평소보다 더 많이 움직여서 운동에너지를 계속 만들어야 한다. 다만, 지나친 근력운동은 체력을 고갈시키므로 약한 강도의 지속적인 운동이 필요하다. 하루 3시간 이상 걷거나 땀이 살짝 날 정도의 간단한 운동을 통해 몸의 열을 올리기를 권한다. 먹지 않는다고 해서 운동마저 안 하면 근력도 약해질 뿐 아니라 에너지 활성이 부족하여 우울감이나 공복감에 빠질 수 있다. 다만 근골격계 기능이 떨어진 사람이나 초고도 비만의 경우에는 수중 운동으로 먼저 체중을 줄인 후 운동하는 것이 좋다.

열에너지의 원천인 음식이 없어도 운동에너지와 전기에너지를 늘려 전신 에너지를 일정하게 유지하면, 단식으로 인한 배고픔이나 부작용은 거의 생기지 않는다. 이는 열역학 이론으로도 얼마든지 증명할 수 있다. 에너지 보존의 법칙에 따르면, 에너지는 그 형태를 바꾸거나 다른 곳으로 전달할 수 있다. 단식으로 감소한 열에너지를 전기에너지와 운동에너지로 보완할 수 있는 것이다. 신경 전달에 관여하는 전해질이 부족해 불면증이나 우울증, 대사장애 등으로 고통받는 사람도 있는데, 장 청소를 끝내고 3일 차쯤 되었을 때 하루 2잔 정도 염분과 당분을 섭취하는 것이 전기에너지 활성화에 도움이 된다.

단식으로 살을 빼면 피부가 쭈글쭈글해지거나 늘어난다고 하소연하기도 하는데, 이런 사람은 단식 중 운동하지 않았거나 황 미네랄을 보충하지 않은 사람이다. 황 미네랄은 유황 성분으로, 미토콘드리아를 활성화하고 힘줄과 근육을 강화하는 역할을 한다. 게다가 철 성분과 결합해 뼈를 튼튼하게 해주므로 예로부터 유황 먹인 오리고기는 보양식품으로 통했다. 삼지구엽초나 두충 같은 생약재도 유사한 역할을 하므로 음료로 보충해도 된다.

최근에는 식이 유황이라고 하여 MSM이 시중에 많이 유통되는데, 이는 화학적으로 제조한 황 성분이므로 부작용이 우려된다. 천연 유황은 생강, 강황, 울금, 마늘, 계피, 대나무, 송진, 상추 등에 많이 함유되어 있다. 그래서 대나무에 소금을 넣어 황 성분을 추출하는 방식으로 죽염을 만들어, 질병 치료와 음식 조리용으로 사용하기도 한다. 요즘은 광물질인 유황을 발효시켜 커피와 함께 마시는 제품도 나와 있다.

성공 조건 3 ─────

잠은 충분히!

단식은 자기감정을 치유하면서 동시에 자신의 몸에 휴가를 주는 것이다. 따라서 단식 중에 몸을 차갑게 하거나 신경을 둔하게 하는 행동은 피해야 한다. 또 깊은 수면을 통해 충분한 휴식을 취해야 한다. 잠을 잘 자기 위해서는 자율신경계의 교란을 바로잡아야 하는데, 이를 위해서는 발을 따뜻하게 하는 것이 좋다. 불면증이 있다면 잠들기 전 '각탕'을 권한다.

각탕은 심장질환이나 정신질환에 효과가 좋다. 우울증이나 조울증 환자들이 대체로 위장이나 심장이 약하기도 하지만, 복부를 만져보면 공통적으로 심적心積을 가지고 있다. 심장에 적積이 있으면 심혈관질환뿐 아니라 정신계에도 병증이 나타나므로, 필자는 이를 모두 심장질환이라고 판단한다. 이런 사람들은 단식하다가 자기 마음대로 방법을 바꾸거나, 단식 도중에 그만두는 경우가 많다.

만약 비위가 약해서 아무리 먹어도 살이 찌지 않는 사람이 간 기능까지 훼손된다면, 심장에 악영향을 줘서 정신질환을 유발하는 경우가 많다. 정신질환은 단순히 무의식 차원에서만 일어나는 게 아니다. 정신질환이라고 해서 그 원인이 정신에 있는 것만도 아니다. 증상이 정신에 나타날 뿐, 원인은 몸에 있는 경우가 많다.

여성의 경우 저혈압으로 인해 잠을 못 자는 경우가 많다. 활동할 때는 혈압이 올라가고 잠을 잘 때는 혈압이 내려가야 하는데, 반대로 해가 뜨면 혈압이 내려가서 업무시간에는 병든 닭처럼 힘이 없다가 저녁 퇴근 시간만 되면 활기가 생긴다. 밤낮이 바뀐 아기와 같다. 이런 사람은 혈압을 잘 관리해야 불면증에서 벗어날 수 있다. 우리 몸에서 혈압을 통제하는 기관은 부신副腎인데, 이것을 모르는 사람들이 너무 많다. 갱년기 장애와 연관해서 연구하면 신약 개발에 많은 도움이 될 것이다.

CHAPTER 05

단식의 시작과 끝

장 청소

앞에서도 잠깐 설명했지만, 단식할 때 가장 먼저 할 일은 구충제 복용이다. 기생충이 체내 다른 장부로 침입하지 못하게 하려는 조치다. 그다음에 장을 비우는 과정(장 청소 또는 관장)에 들어가는데, 그 전에 소금물로 장벽을 세척하는 것을 잊어서는 안 된다. 간헐적 단식을 하더라도 구충제를 먹은 뒤에 장을 비우는 과정을 반드시 거치는 것이 좋다. 단식 중의 위험 요소를 없애는 첫 관문이기 때문이다.

단식 전에 장을 비우는 것은 소화 작용을 멈추게 하기 위해서다. 굶어도 뱃속에서는 이미 먹은 음식의 소화가 계속 진행된다. '8시간이면 소화가 끝난다'라는 과학적 기준은 잊어버려라. 그런 논리는 과학에서만 통용될 뿐, 섭리는 사람마다 다르다. 소화는 에너지를 소모하는 행위라서 다 끝날 때까지 졸린다. 에너지를 써서 소화를 끝내면 많은 양의 열에너지를 얻어 활기가 돋는다. 대신 다시 배가 고파진다.

음식을 먹는다는 것은 곧 소화 작용이 일어난다는 뜻이고, 이는 우리 몸의 각종 소화효소들이 생화학 반응을 위해 소비된다는 뜻이다. 우리는 음식을 소화하는 데 과도한 에너지를 소모하는데, 이것이 배고픔을 일으키는 원인 중의 하나다. 한 끼 굶기도 어려운 것이 바로 이 소화 작용 때문이다.

단식의 첫 단계가 장 청소인 이유가 여기에 있다. 소화할 것이 없으므로 에너지 소비가 줄어들고 배고픔이 일어나지 않는다. 장을 비우지 않고 생으로 굶게 되면 배고픔을 억지로 참아야 하는데, 이것이 단식 후 폭식증을 유발한다. 이제 요요현상이 왜 일어나는지 원리를 이해했을 것이다.

치유 단식에서도 장을 잘 비우는 것이 치유의 첫 단계다. 그러고 나면 각종 호전 반응이 나타나면서 우리 몸이 단식에 적응하기 때문이다. 장을 비우는 목적 중에는 숨을 배에 깊숙이 집어넣으려는 것도 있다. 뱃속에 음식물이 없으면 숨이 드나들기 쉽고 깊이 들이마실 수 있다. 옛날 현자들이 단식했던 이유도 깊고 긴 호흡으로 명상 상태에 들어가기 위해서였다.

병원에서는 대개 수술하기 전 또는 검사하기 전에 관장하거나 금식을 하도록 한다. 장을 비우는 방법으로는 병원에서 하는 관장과 거슨요법의 커피 관장이 있다. 또 소금이나 죽염을 이용하는 소금 관장이 있으며, 약국에서 파는 마그밀로 장을 비우는 방법도 있다. 자신에게 맞는 방법을 선택하면 된다.

· 마그밀 관장 ·

마그밀은 과거 니시요법에서 주로 사용했는데, 최근에는 일반인들도 약국에서 쉽게 구할 수 있게 되었다. 일부 방문판매업체나 네트워크 회사들은 자기들이 만든 고유의 장 청소 식품을 사용하여 장을 비우도록 하고 있다. 제품에 따라 다르지만, 장 청소에 필요한 시간은 대체로 2~12시간이다.

마그밀 관장은 한 번에 많은 양을 복용하기도 하고, 매일 일정한 양을 단식 기간 내내 복용하기도 한다. 필자는 단식을 지도하던 초기에만 마그밀을 사용했고 그 이후로는 사용하지 않는다. 필자가 마그밀을 쓰지 않는 이유는 장을 비우는 효과가 사람마다 다르고, 어떤 사람에게는 전혀 효과가 없었기 때문이다.

· 소금 관장, 죽염 관장 ·

소금이나 죽염 등 염분을 이용하는 방법은 장을 비우는 시간이 아주 빠르다는 장점이 있으나, 콩팥 기능이 떨어진 사람은 부기가 심해 단식을 지속하기 어렵다는 단점도 갖고 있다. 관장하는 방법은 간단해서, 대개 따뜻한 물에 소금을 타서 한 번에 마시면 된다. 죽염은 농도가 좀 진해도 짠맛이 덜하므로 일반 소금보다 더 많은 양의 물을 넣어 희석해도 된다. 다만, 하체 비만이 심한 사람은 장 청소를 하는 중에 살이 터질 듯한 아픔을 느낄 수 있으니 참고하기 바란다.

· 커피 관장 ·

커피 관장은 간肝과 대장大腸을 활성화하려는 목적에서 만들어진 것이라 장을 비우는 효과가 너무 약하다는 것이 단점이다. 뱃속에 가스가 차서 늘 배가 빵빵한 사람이라면 장을 비운 후에 커피 관장을 하는 게 오히려 낫다. 국내에도 다양한 관장용 커피가 나와 있으므로 그런 제품을 사용하면 된다. 처음 호스를 따라 커피가 몸에 들어갈 때는 시계 반대

단식 1일 차, 장 청소하는 방법

① **마그밀 관장** : 마그밀 12알을 한꺼번에 섭취하거나 40알을 물 800㎖에 녹여 18시, 20시, 다음날 06시, 08시의 스케줄로 4번에 나누어 마신다. 마그밀을 먹는 중간에 생들기름 300㎖와 자몽즙 360㎖를 섞어 22시와 다음날 10시 두 번에 나누어 마시면 간 청소까지 할 수 있다.

② **죽염 관장** : 소금 관장의 하나로 대접에 물을 넣고 죽염 2스푼을 녹여 마시는 방법이다. 신장이 나쁜 사람은 부종으로 고생할 수 있지만, 건강한 사람에겐 가장 확실한 장 청소법이다.

③ **장 청소용 약품 관장** : 일반 약국에서 파는 관장약이나 네트워크 회사 등에서 보급하는 식품을 활용하는 방법이다.

④ **커피 관장** : 관장 병에 관장용 커피를 넣고 고무호스를 항문에 꽂은 상태에서 조절기 밸브를 연다. 그러면 직장을 통해 대장으로 커피 물이 흘러 들어가 장을 비우는 방식이다.

⑤ **한약 관장** : 한약으로 관장하는 것은 악성 변비약을 쓰는 것과 비슷하다. 힘들긴 하지만 관장하고 나면 육부가 튼튼해져 단식 후에도 기능이 활발해진다는 장점이 있다. 다만, 장 청소 중에 복부 찜질을 병행해야 하는 수고로움을 감수해야 한다.

방향으로 배를 문지르고, 커피가 장 속에 들어간 이후에는 반듯하게 누워서 배를 마사지하면 된다.

· 장 청소 후 수분 관리 ·

장을 비우고 본격적인 단식에 들어가면 수분 관리에 신경을 써야 한다. 하루에 마시는 수분의 총량은 자기 몸무게의 3.3% 정도로 한다. 이 기준은 단식원마다 조금씩 다른데 반드시 얼마를 마셔야 하는 건 아니다. 다만 필자는 60킬로그램인 사람에게 '60 × 0.033 = 약 2리터'를 마시도록 권한다. 체중이 45킬로그램인 여성이 남들처럼 2리터의 물을 마시려 하면 물 폭탄에 정신을 못 차린다. 모든 기준 수치는 자신의 몸에 맞춰야 한다. 수치에 몸을 맞추는 것은 어리석은 일이다.

3일 차부터는 전해질을 섭취해서 세포 손상을 막아야 하는데, 이때 마시는 음료수는 섭씨 50~60℃ 정도가 적당하다. 녹차를 우려 마시는 정도라 생각하면 된다. 다례 행사에 가 보면, 커피포트에 끓인 물을 다관茶罐이라는 주전자에 부어서 식힌 다음 숙우라는 그릇에 담아 잠시 더 식힌다. 다관에 찻잎을 넣고 적당히 식은 물을 부어 우려내서 찻잔에 담아 마신다. 이때 차의 온도가 약 60℃라고 알려져 있다. 팔팔 끓는 물은 100℃이다. 이 물을 그릇이나 컵에 한 번씩 옮겨 부을 때마다 대략 10℃씩 온도가 떨어진다고 보면 된다. 대개 5번 정도 옮겨 부으면 섭씨 50~60℃ 정도로 마시기에 적당하다.

복식호흡 ───────────

숨을 쉰다는 것은 살아 있다는 것이고 움직이고 있다는 것이다. 코마 상태에 있는 환자는 움직이지 못하는 것처럼 보이지만 내부 장기는 여전히 숨을 쉬고 피를 돌리는 일을 하고 있다. 그러니 숨은 곧 움직임이고, 숨을 어떻게 쉬느냐에 따라 움직임도 달라지는 것은 자명한 사실이다. 하지만 숨 쉬는 방법에 따라 운동법도 달라진다는 사실을 아는 사람이 거의 없다. 그 이유는 두 가지다.

첫째, 숨을 다르게 쉬는 사람이 없기 때문이다. 우리는 요가나 명상, 성악을 통해 복식호흡의 중요성에 대해 익히 알고 있지만, 정작 복식호흡을 하는 사람을 가까이에서 본 적이 없다. 온종일 흉식호흡을 하면서 하루 1시간 남짓 복식호흡을 하는 것은 복식호흡을 하는 것이 아니다. 그냥 잠시의 힐링에 지나지 않는다.

숨의 시스템을 바꾼다는 건 그리 쉬운 일이 아니다. 생계를 목적으로 몇 가지 요가 동작을 배워 학원을 운영하는 원장이 수행자도 하기 힘든 복식호흡으로 호흡 체계를 완전히 바꿀 이유가 없다. 필자는 지난 15년간 24시간 복식호흡을 하며 살고 있지만, 모든 사람이 그럴 수는 없음을 잘 알고 있다.

둘째, 숨을 다르게 쉬는 사람이 있더라도 운동에 관심이 없을 수 있고 이를 대중에게 알릴 이유가 없기 때문이다. 후자의 경우는 언급할 필요가 없고, 전자의 경우에는 호흡체계와 운동체계가 어떻게 맞물려 진행되는지 일반인이 알기 어렵다. 필자는 지금도 헬스장에서 운동할 때 트레이너의 도움을 받지 않는다. 이유는 가르치는 사람의 호흡법이 나와 다르기 때문이다. 이와 관련한 에피소드가 하나 있다.

한창 수련에 매진하던 2008년, 집 근처 헬스장에서 개인 트레이너로부터 지도를 받은 적이 있다. 당시 트레이너는 무조건 힘을 줄 때 숨을 내쉬라고 했다. 아마 지금도 그는 그렇게 가르치고 있을 것이다. 지금 다니는 헬스장 트레이너도 같은 말을 하길래 '자세를 교정해 주는 것은 좋지만 제발 호흡에 대해서는 말하지 말아 달라'라고 정중히 부탁했다.

2008년 헬스장을 다니고 일주일 정도 지났을 때, 갑자기 한밤중에 온몸의 뼈 마디마디가 으스러지는 고통이 찾아왔다. 호랑이가 물어뜯은 듯 뼈마디가 아프다는 역절풍歷節風이 이런 느낌일까? 고문으로 전신 뼈마디가 부러지면 이렇게 아플까? 뼈 마디마디를 골라내서 꺾는 느낌 그대로였다.

병원이라면 질색하는 나도 그날만큼은 병원에 가야겠다고 생각했다. 그러다가 해가 뜰 무렵 문득 '내 호흡법과 맞지 않는 운동을 한 것이 통증의 원인이 아닐까'라는 생각이 들었다. 필자는 아침 일찍 병원이 아니라 헬스장으로 달려갔다. 이번엔 내가 해오던 대로 숨을 들이마시면서 힘을 가했다. 운동이 한결 편안해짐을 느꼈고, 3일이 지나자 통증은 완전히 사라졌다.

그 후로 나는 내 호흡에 맞춰서 다른 사람과 정반대로 운동을 해오고 있다. 지금까지도 내가 왜 이렇게 운동하는지 다른 사람들에겐 설명하지 않는다. 과학을 따르는 이들은 섭리를 말해주어도 알아듣지 못하기 때문이다.

· 복식호흡은 지구력, 흉식호흡은 순발력 ·

다시 말하지만, 호흡에 따라 움직임이 달라진다. 따라서 움직이는 목적에 따라 배로 숨 쉬는 것, 가슴으로 숨 쉬는 것, 그리고 숨을 멈추는 것을 달리 해야 한다. 즉 복식호흡은 지구력에 최적화된 호흡법이다. 반면 흉식호흡은 순발력을 키우는 호흡이어서 날숨에 힘을 가하여 폭발적인 힘을 낸다. 사냥에서 창을 던지거나 활을 쏘는 시점에는 숨을 죽인다. 숨을 죽인다는 건 멈춘다는 뜻이다. 숨을 멈추고 힘을 가하면 결정적 순간에 창이나 화살을 목표물로 정확히 보낼 수 있다.

프로 선수들도 숨을 죽이는 기술을 자주 사용하는데, 그로 인해 신체에 누적된 손상이 결국 은퇴 후 만성질환이나 조기 사망으로 돌아오는 것이다. 숨을 멈추기를 반복하는 건 죽음을 반복하는 것이다.

순발력을 키우는 흉식호흡과 그런 호흡에 기초한 무산소 운동은 몸 안에 젖산이라는 근육 피로물질을 다량으로 만들어 근육을 단단하게 만들거나 피부조직을 질기게 만드는 부작용이 있다. 그래서 보디빌딩으로 근육을 단단하게 만든 사람이 다이어트를 하면 살을 빼는 데 더 오랜 시간이 걸린다.

엉겨 붙은 젖산이 모두 풀어져서 근육이 야들야들해진 후에야 비로소 지방이 연소된다. 근육이든 살이든 부드러우면서 탱탱한 게 정상이다. 부드러우려면 근육이나 살에 젖산이 끼지 않아야 하고, 탱탱하려면 몸 안에 충분한 수분을 가지고 있어야 한다. 수분이 빠질수록 피부가 처지고 주름이 생긴다. 그러므로 단식을 하든 소식을 하든 충분한 체내 수분을 유지하면서 운동을 열심히 해야 한다.

흉식호흡을 할 수밖에 없는 사람이라면 각자의 신체 근육을 측정하여 약한 근육만 골라서 강화하는 방향으로 운동하길 권한다. 건강을 위해 운동할 때는 전신을 모두 강화하는 훈련보다 특정 근육만 강화하는 훈련이 좋다. 예를 들어, 허리가 약하다면 누워서 노 젓기 운동으로 복직근과 외복사근, 광배근만 강화하는 식이다. 근감소증이라면 발뒤꿈치를 들었다 내렸다 하면서 아킬레스건과 햄스트링만 강화하는 방식이 좋다.

· 호흡, 수명, 신진대사 ·

우리 모두는 배우지 않았어도 아기 시절에 복식호흡을 했다. 흉식호흡을 하는 신생아는 존재한 적이 없다. 가슴엔 갈비뼈가 있어서 아무리 숨을 들이마셔도 충분히 들어가지 않기 때문에 본능적으로 그리 한 것이다. 그러다가 이유식이라는 아주 이상한 음식을 먹으면서부터 가슴으로 호흡하게 되었다. 이제는 가슴으로 호흡하는 것이 정상인 줄 알고,

운동도 그에 맞춰 가르친다.

흉식호흡을 하면 필연적으로 호흡이 짧아진다. 개는 한 호흡이 0.5초이며 수명은 15세 전후라고 한다. 사람은 한 호흡이 5초이면서 수명은 80세 전후라고 한다. 반면 거북이는 한 호흡이 20초이면서 수명은 200세 전후라고 알려져 있다. 이렇게 한 호흡의 길이가 길수록 수명이 늘어나는데, 호흡을 체계적으로 훈련하다 보면 일반인도 한 호흡을 20초까지 늘일 수 있다.

호흡은 우리 몸에서 생성되는 에너지와 밀접한 관련이 있고, 이는 신진대사에 직접적인 영향을 준다. 신진대사는 주로 미토콘드리아계를 통해 이루어지고, 일부는 해당계를 통해 진행된다고 알려져 있다. 우리 몸에 필요한 에너지의 약 95%를 만드는 미토콘드리아계는 반드시 산소를 필요로 한다. 하지만 해당계는 세포 속에 들어온 포도당만을 사용하여 산소 없이도 에너지를 만들 수 있다.

해당계에서는 에너지가 만들어지는 속도가 무척 빨라서 순발력을 발휘할 때 유용하다. 반면 에너지 효율은 매우 떨어진다. 미토콘드리아계에서는 포도당 1분자당 36×ATP를 만드는데, 해당계는 2×ATP밖에 만들지 못하기 때문이다.

문제는 해당계의 에너지를 사용하고 나면 근육에 젖산이 쌓이면서 피로와 통증을 느끼게 되고, 만성화되면 심각한 질환에 노출된다는 것이다. 흉식호흡으로 무산소 운동을 하면 근육이 단단해지는 것이 이런 원리다.

이 원리는 정자와 난자의 증식 방법에도 그대로 적용된다. 정자는 체온보다 5℃ 낮은 해당계에서 에너지가 만들어지므로 남자의 고환에 최적의 온도는 섭씨 32℃이다. 반면 난자는 산소가 필요한 미토콘드리아계에서 에너지를 얻기 때문에 아랫도리가 따뜻해야 불임을 예방할 수 있다. 과학자들에 의하면, 성인의 미토콘드리아는 약 5,000개인 데 반해 말기 암 환자의 미토콘드리아는 100여 개에 불과하다고 한다. 따라서 미토콘드리아가 필요로 하는 산소를 체내에 충분히 공급해 주면 암 치료에도 도움이 될 것으로 생각한다.

· 호흡법과 성격 ·

호흡은 성격에도 결정적인 영향을 미친다. 대부분의 사람은 생각이 뇌에 저장되어 있거나 뇌에서 만들어지는 것으로 알고 있다. 그러나 생각은 외부 공간에 머물다가 호흡을 따라서 뇌 안으로 들어온다. 호흡은 생각을 불러들이는 가장 중요한 매개체다. 그래서 호흡이 짧으면 생각이 많아지고 뱃심은 약해진다.

호흡이 짧고 뱃심이 약하면 성격이 거칠고 작은 일에도 불안해한다. 생각과 고민이 많아지면 마음의 여유가 사라지고 끝내는 말도 많아져 꼭 뒤탈을 남긴다. 사람은 날숨에만 반응하고 말할 수 있다.

들숨에 말하는 사람은 분노조절장애 환자다. 숨을 들이마시면서도 말할 게 있는 사람은 참을성이 없다. 숨이 짧아질수록 반응도 빨라지고, 그러다 보면 다툼이 많아진다. 숨이 성격을 결정하는 것이다. 성격을 바꾸려면 호흡을 길게 하는 연습부터 해야 한다. 생각이 사라지면 의식이 깨어난다. 이 원리를 응용한 것이 명상 단식이다.

뱃심 운동 ———————

　　　　배는 오장육부를 감싸 안은 배포인데, 배가 힘을 잃으면 아무리 근육을 키워도 힘을 쓸 수 없다. 배가 힘을 잃는 이유는 차가워졌기 때문이다. 뱃속에는 심장과 폐를 제외한 모든 내장이 들어있어 배가 차가워지면 장운동도 안 될뿐더러 생산 기능이 마비된다. 게다가 배가 차가우면 내장의 기름이 떡이 져서 겉으로 튀어나온다. 기름은 따뜻한 곳에서는 흐르지만 차가워지면 덩어리져서 잘 녹지도 않는다. 나잇살이라고 우겨대지만 결코 사실이 아니다.

몇 년 전 필자의 모친이 대구에 왔다. 여든이 다 된 모친은 꼬부랑 할머니의 모습 그대로였다. 허리를 펴지 못한 채 몸의 좌우 대칭이 무너져 한쪽으로 쏠린 상태로 걷는 모습에 잠시 눈시울이 붉어졌다.

모친의 몸을 만져보니 아랫배가 지나치게 나와 있었다. 필자는 모친에게 단식을 권했다. 몸에 살이라곤 없는 분이 그나마 아들 말이라 무조건 믿고 14일 단식을 시작했다. 단식 전에는 10분만 걸어도 다리가 아파서 걷기 힘들다고 했는데, 14일 단식 후에는 매일 아침 버스를 타고 팔공산에 가서 3시간씩 산행을 하셨다.

매일 아침 어디론가 사라졌다가 해가 질 무렵이면 다시 사라지는 모친에게 '어딜 다니시냐'라고 물었더니 본인 힘으로 걷는 게 너무 좋다면서 아침엔 산에 가고 저녁엔 전통시장을 돌아본다고 했다. 단식 후에 굽었던 허리도 펴진 데다가 류머티즘 관절염으로 인해 45도 정도 휘어졌던 손가락도 펴지고, 아무리 걸어도 다리가 아프지 않다면서 기뻐하던 모습이 생각난다. 지금도 그때를 회상하며 아들 덕이라 말씀하신다. 하지만 모친 역시 늙음을 당연한 것으로 받아들인다. 그 모습을 보면서 스스로 그리 생각하면 어쩔 수 없다는 한계를 절감하곤 한다.

· 배는 따뜻하게, 호흡은 복식으로 ·

음식을 섭취하면 소화가 진행되는 동안 소화효소가 분비되므로 우리 몸은 차가워진다. 그러다가 소화가 다 되면 다시 몸이 따뜻해지는데, 이런 한열寒熱이 반복되는 것이 우리의 일상이다. 하루에 대여섯 번 조금씩 자주 먹는 분들이 있는데, 이는 온종일 소화 작용을 하여 몸을 만성적인 차가움에 빠뜨리는 결과가 된다. 반드시 피해야 할 식습관이다. 아침에 과다한 식사를 하는 것도 기껏 올라온 체온을 다시 내리는 일이므로 피해야 한다.

배가 따뜻하면 뱃심이 생긴다. 밥심은 음식으로 생기지만, 뱃심은 호흡으로 생긴다. 단순히 호흡에만 집중하는 것보다는 운동을 겸하는 것이 바람직하다. 뱃심을 단련하려면 단식과 복식호흡을 함께 하는 것이 좋다. 복식호흡은 무엇보다 바른 자세가 중요하다. 턱은 앞쪽으로 끌어당겨서 들이마신 숨이 기도를 따라 부드럽게 흘러 들어가도록 한다. 이때 혀끝은 입천장의 구멍을 막아주는 것이 좋다. 그래야 초심자들도 숨길을 제대로 잡을 수 있다.

공기가 입천장의 구멍을 통해 들어오면 공기의 유입량이 너무 많아서 호흡 중에 구강건조증을 유발하기도 하고, 집중력을 흐트러뜨려 몰입을 방해하기도 한다. 따라서 혀끝을 말아 올리는 이유는 일부의 주장처럼 경락을 소통시키기 위함이 아니라, 신경을 안정시키고 숨길을 열어 주려는 목적이 훨씬 크다.

· 복식호흡이 지방 덩어리를 녹인다 ·

뱃심 운동의 가장 기본적인 자세는 기마자세다. 우리 몸은 숨을 들이마실 때 팽창하고 내쉴 때 수축한다. 뱃심 운동은 호흡 과정에서 나타나는 온몸의 수축과 팽창을 자연스럽게 지속하는 운동으로 이 운동을 통해 누구나 뱃심을 키울 수 있다.

전문가라는 사람들은 조깅, 트래킹, 산행, 수영 등을 유산소운동이라고 주장한다. 이는 잘못된 말이다. 앞가슴뼈로 인해 들이마시는 공기의 양이 매우 제한적이라 흉식호흡은 어떤 경우든 유산소운동이라 부를 수 없다. 흉식호흡은 순발력과 근력을 키우는 무산소운동이다. 그렇다고 복식호흡이 모두 유산소운동은 아니다. 복식호흡을 하면 당연히 산소 유입량이 늘어나지만, 산소를 잘못 사용하면 부작용을 일으킬 수도 있기 때문이다.

일반 헬스클럽에서 지도하는 것과 같이 날숨에 힘을 가하면 온몸의 뼈마디가 비틀어지는 통증을 느끼게 된다. 이런 경우 들숨에 힘을 주기만 해도 3일 만에 낫는다. 이를 바탕으로 '유산소운동이란 들숨에 힘을 가하는 복식호흡'이라고 정의할 수 있다. 즉 유산소와 무산소의 기준은 힘을 가할 때 들숨에 힘을 주는지, 날숨에 힘을 주는지에 따른다.

복식호흡은 무리하게 힘을 주지 않으므로 부작용이 전혀 없다. 또한 부교감신경을 활성화하여 심장박동이 진정되며 산소 공급이 원활해지면서 근육이 이완되고 심신이 편안해지는 효과가 있다. 들숨과 날숨 사이에 숨이 한시도 멈추지 않으면서, 단지 들숨과 날숨이 교차하는 분기점에 집중하는 호흡이다. 이러다 보면 뱃속에서 엄청난 양의 열감을 느낄 수 있는데, 이때 지방이 연소하면서 다시는 덩어리지지 않는다.

형이상학의 아버지인 파르메니데스Parmenides는 "열을 낼 힘이 있다면 나는 모든 질병을 고칠 수 있을 것이다"라고 했는데, 유산소운동을 하면 이 말을 실제로 체험할 수 있다. 체온을 올려주면 훨씬 많은 치유 효과를 낼 수 있다. 이러한 열은 주열기나 쑥뜸과 같이 외부에서 제공되는 열이 아니라 몸 내부에서 언제든 만들어낼 수 있는 열이다. 혈액이 면역 반응으로 거부하는 인위적인 외부 열이 아니라, 호흡으로 인한 연소반응에서 나오는 열이 병을 고치는 데 가장 적합하다.

뱃심 운동의
4가지 기본자세 ────────

뱃심 운동을 위한 기본자세는 모두 4가지인데, 아래에 간략하게 설명해보겠다.

· 선 자세, 입식 ·

가장 기본적인 동작이 서서 하는 자세, 즉 입식立息이다. 서서 무릎을 조금 구부린 다음 태권도의 기마자세를 취하면 몸이 전체적으로 앞으로 넘어지려 하는데, 이때 배에 힘을 넣어 버티는 자세가 바로 입식이다.

턱은 가슴 쪽으로 끌어당기고, 혀끝은 입천장의 구멍을 막아 숨길을 연다. 눈은 반쯤 뜨고半開 시선은 코끝을 향하게 한다. 배 안에 있는 풍선에 숨을 불어 넣었다 뺀다고 느끼면 된다. 입식에서 가장 중요한 것은 발을 11자 어깨너비로 벌리고 상체를 앞으로 쏠리게 하여, 복부에 저절로 힘이 들어가게 하는 것이다.

· 앉은 자세, 좌식 ·

입식으로 뱃심이 형성되면 점차 좌식座息과 와식臥息으로 호흡 자세를 확장해 나간다. 좌식은 허벅지를 모아서 반가부좌를 한 것 같은 형태로 대화를 하거나 차를 마시는 중에도 수행할 수 있는 자세다. 바닥에 앉느냐 의자에 앉느냐에 따라 자세가 다르다. 바닥에 앉으면 허벅지를 모아서 들이마신 숨을 내쉴 때 하체로 내려가도록 한다. 이렇게 하면 하체 근력을 단련할 수 있고, 특히 신장 기능을 강화하는 데 큰 도움이 된다. 의자에 앉으면 의자 끝에 엉덩이를 걸치고 앉아야 복부에 힘이 들어가면서 뱃심을 키울 수 있다.

· 누운 자세, 와식 ·

와식은 경추 1~2번 사이 또는 3~5번 사이에 베개를 놓고 누운 자세로 호흡에 집중하는 방법으로, 잠을 자거나 누워 있는 동안에 수행하는 방법이다. 이 자세는 가장 어렵고 아무리 해도 숙달되지 않는다. 가장 쉽지만 가장 난해하다. 어쨌든 목침과 같이 딱딱한 베개를 사용하면 더 좋은데, 초보자는 자기 수준에 맞춰 적절한 베개를 선택하면 된다. 경추 1~2번에 베개를 두는 건 뇌를 고치는 방식이고, 3~4번에 두는 건 허리를 고치는 방식이다.

이 말 한마디에 들어있는 함의가 기적과 같음에도 알아듣고 행하는 이가 없으니 슬프고 안타깝다. 섭리를 우습게 아는 탓이다. 경추 4번에 변형이 오면 거북목이 된다. 그러므로 목을 소중히 다뤄야 한다. 목의 형태가 곧 허리의 형태다. 거북목은 일자 허리와 함께 나타난다. 말은 간단하나 이런 섭리를 알고 스스로 고치는 건 어렵다. 내가 여러 해를 가르친 사람 중에도 이 간단한 하나조차 제대로 터득하는 이가 드물다. 과학이 섭리를 망쳤다.

· 걷는 자세, 행식 ·

행식行息은 발바닥과 무릎을 이용하여 걸으면서 호흡하는 방법이다. 좀 더 응용하면 모든 움직임으로 확장할 수 있는데, 유산소운동은 행식의 꽃이다. 자주 하다 보면 명치 끝에 더부룩하게 쌓여 있던 가스가 트림으로 뿜어져 나온다. 10여 분간 걸으면서 호흡을 하면 체내에 누적된 가스가 거의 해소되어 호흡이 한결 편안해진다. 특히 위장이나 간이 안 좋았던 사람들은 속이 편안해지는 것을 바로 느낄 수 있다.

걸을 때는 발 앞부분과 뒤꿈치가 동시에 바닥에 닿도록 해야 한다. 만약 앞쪽이 먼저 떨어지면 브레이크가 걸린 것처럼 몸이 앞으로 나가지 않는다. 뒤꿈치가 먼저 떨어지면, 액셀러레이터를 밟은 것처럼 속도가 붙어 다리에 무리를 주게 되고 각종 관절염의 원인이 되기도 한다. 연로하거나 몸이 불편해 걷기 어려운 분들은 무릎을 살짝 구부리며 걸으면 한결 수월하다.

계단을 오르내릴 때도 무릎을 조금 구부린 상태에서 발바닥은 평지

걷듯이 하면 관절에 가해지는 부하를 줄여 통증을 줄여준다. 저온 찜질방에서 걷기 훈련을 할 때도 무릎을 조금 구부린다. 산행을 자주 하는데 걷는 훈련이 잘못되어 있으면 하지정맥류가 생기기 쉽다.

　이상 필자의 조언은 몇 줄 안 되지만, 이를 실행에 옮기려면 몇 달이 걸려도 잘되지 않는다. 필자의 설명이 부족한 이유도 있겠지만, 과학에 빠진 이들이 섭리를 믿지 못하는 탓도 있다.

유산소운동 ────────

　　　　　　필자는 호흡 체계가 복식호흡으로 바뀌어서 무산소 운동을 하지 못한다. 헬스장에서 데드리프트deadlift를 한다고 무산소 운동이 아니고, 공원의 숲길을 걷는다고 유산소운동이 아니다. 운동 종목에 따라 유산소운동과 무산소 운동을 도식화해서 설명하면 이해하기는 쉬우나 그럴수록 사실과는 자꾸 멀어진다.

　왜 유산소운동인 걷기를 하는데, 다리근육이 단단해지느냐고 따지는 것도 이런 무리한 도식화 때문이다. 도식화는 개념을 잘 전달하고 상호 정보를 공유하기에 적합한 방식이지만, 잘못하면 사실을 왜곡하여 엉뚱한 결과를 초래한다.

· 관절질환과 하지정맥류를 막아준다 ·

필자는 유산소운동과 무산소 운동의 차이를 움직임 자체가 아니라 움직임을 유발하는 호흡에 중점을 두고 설명한다. 즉 유산소운동은 복식호흡을 기반으로 하고, 무산소 운동은 흉식호흡을 기반으로 한다. 복식호흡을 기반으로 운동할 때는 가슴이나 어깨가 움직이지 않는다. 그냥 배만 올라갔다 내려갔다 반복하는데, 이 호흡은 이유식을 먹기 전의 아기들이 하는 것이다. 그러니 피부도 매끄럽고 탱탱해질 것이란 사실을 쉽게 예측할 수 있다.

아기들의 뼈가 모두 연골로만 이루어져 있다는 사실을 떠올려보라. 나이 든 사람이 유산소운동을 하면 연골이 닳아서 연골주사를 맞아야 하는 불상사는 일어나지 않는다. 무엇보다 오래 걷거나 높은 산을 오른다고 해서 지치는 법이 없으며, 하지정맥류 같은 증상도 생기지 않는다. 하지정맥류는 과도하게 근육을 소모하여 정맥의 판막이 늘어난 것이다. 유산소운동은 과도하게 근육을 소모하더라도 실제 혈관에 영향을 주지 않는다.

· 윗몸일으키기가 쉬워지는 이유 ·

우리 몸의 근육은 크게 '내근육'과 '외근육'으로 나뉜다. 내근육은 오장육부의 내장기관들을 둘러싸고 있는 근육으로 '불수의근隨意筋'이라 부른다. 이 근육이 약해지면 신경에 문제가 생기고 각종 염증이나 궤양,

내장 하수 같은 질병이 시작된다. 외근육은 몸 바깥을 보호하는 근육으로 '수의근不隨意筋'이라 부른다.

근육을 단단하게 만들려면 내쉬는 숨에 힘을 가하거나 숨을 멈춘 상태에서 힘을 가해야 한다. 즉, 숨을 멈추거나 내쉬면서 아령을 들어 올리는 것이다.

뱃심 운동의 가장 대표적인 것이 윗몸일으키기다. 이 운동은 누워서 사지를 편 다음 그대로 숨을 들이마시면서 상체를 일으켜 세운다. 이것이 전부다. 숨을 계속 들이마시면서 상체를 일으키고, 숨을 계속 내쉬면서 상체를 다시 눕힌다. 이렇게 지도하면 평소에는 윗몸일으키기를 하나도 못 한다는 중년 여성들도 10회 정도는 아주 쉽게 한다. 호흡과 맞물리면 이렇게 쉬운 것이 운동이다.

다음으로 팔굽혀펴기가 있다. 팔을 굽히면서 숨을 내쉬고 팔을 펴면서 숨을 들이마시는 것이다. 물론 숨은 계속 내쉬고 들이마셔야 한다. 한시도 끊겨서는 안 된다. 이렇게 팔굽혀펴기를 하면 근육이 울퉁불퉁 드러나지 않는다. 밋밋하다. 운동을 전혀 하지 않은 사람 같다. 이것이 유산소운동이자 뱃심 운동이다. 이 외에도 맨발 걷기나 외나무다리 건너기, 암벽타기와 같이 부분 근육을 단련하는 운동이 있다. 공통점은 모두 복식호흡으로 운동한다는 점이다.

건강 상태의 바로미터,
호전 반응 ————————

　　　　　　　　장 청소를 끝내고 막 단식에 들어갔을 때 '호전 반응'이라 불리는 부작용 같은 증상이 생긴다. 초심자들이 가장 놀라고 두려워하는 부분인데, 단식 2일 차와 3일 차에 나타난다. 가렵거나 열감이 오르락내리락하거나 두드러기가 나거나 아팠던 자리가 더 아파지는 식이다. 이때 가장 먼저 나타나는 호전 반응을 주목해야 한다. 내 몸에서 가장 취약한 장부를 알려주는 바로미터와 같기 때문이다.

　호전 반응이 일어나면 보통 다음날은 멀쩡하다. 그런데 그 다음날은 또 다른 증상에 시달린다. 호전 반응은 대개 하루 동안 지속되다가 다음날 없어지는데, 그다음으로 기능이 나쁜 장부에서 다시 호전 반응이 나타나는 과정을 반복한다. 그러니 두 번째 나타나는 반응을 보고 내 몸에서 두 번째로 약한 장부가 어디인지 알 수 있다.

　그렇다면 호전 반응인지 발병發病인지 어떻게 구분할 수 있을까? 필자의 경험에 의하면 자신의 기분을 살펴보면 쉽게 알 수 있었다. 기분 나쁘게 아픈 건 병드는 것이고, 아프긴 한데 기분이 그다지 나쁘지 않으면 호전 반응이다.

　단식하면 장염에 걸린다는 이상한 속설이 있는데, 이는 완전 거짓말이다. 오히려 단식은 가장 빨리 장염을 고치는 처방이다. 안 먹으면 몸은 저절로 회복한다. 특히 소화기관은 더욱 그렇다. 장에 염증이 생기는 이유는 음식, 소화 기능, 소화효소의 문제이다. 그러니 음식을 안 먹으면 염증은 저절로 사라진다.

소화효소의 분비를 최소화함으로써 대사효소의 분비를 촉진해서 몸이 스스로 회복하면서 일어나는 증상이 호전 반응이다. 호전 반응을 통해 평소 자신이 앓았던 병증의 근본 원인을 파악할 수 있다는 점에서 대수롭지 않게 넘겨서는 안 된다. 이 과정에서 자기 몸의 열등한 부분과 우등한 부분을 구분해두어야 단식 후 일상에서 건강관리를 제대로 할 수 있기 때문이다.

이처럼 단식에서의 호전 반응은 자기 체질을 감별하는 중요한 진단 시스템이다. 이것은 워낙 정확해서 양·한방을 통틀어 이보다 정확한 체질 감별은 사실상 없다. 한방에서 사용하는 진단법은 사진법四診法이라 하여 시술자와 피시술자 간의 상호 반응에 따라 진단이 달라진다. 맥을 짚었다고 해도 짚이는 자의 문제인지 짚는 자의 문제인지 뚜렷이 구분되지 않는다.

양방의 진단법은 기계가 피시술자를 측정한 값이므로 좀 더 객관적이지만, 문제는 기곗값이라는 점이다. 기계는 무생물이고 사람은 생물이다. 무생물이 생물의 그 순간 값을 측정한 것에 지나지 않아 지속적인 측정이 없는 한 신뢰하기 어렵다. 그러나 호전 반응은 객관적으로 드러난 환자의 자가 반응이다. 지금부터 각각의 호전 반응에 대해 알아보자.

· 위장, 비장이 약한 사람 ·

평소에 위장이나 비장의 기능이 떨어진 채로 생활했던 사람은 단식 중에 메스꺼움이나 구토증을 느끼게 된다. 젊은 사람은 원래 자기가 소식을 하는 것인지 비위가 약한 것인지 구분하지 못하는데, 단식을 해보면 바로 드러난다. 비위가 튼튼하면서 소식을 한다면 칭찬할 일이지만, 비위가 약해서(소화를 못 해서) 적게 먹는 사람은 나이 들어 고생하게 된다.

위가 약한 사람은 장 청소 단계 혹은 단식 3~5일 지날 때쯤 위경련을 일으키거나 명치 끝에 강한 통증을 느낄 수도 있다. 대부분은 이런 반응에 두려움을 느끼지만, 위 기능이 약한 사람에게 가장 빠르고 근본적인 치유법이 단식이다. 이것이 딜레마다. 이런 사람은 통증이 있으면 즉시 배와 명치 끝을 마사지해야 한다. 더불어 왼쪽 등 뒤 허리 조금 위를 손바닥으로 치면 10분 후쯤 완화되어 어렵지 않게 단식을 이어갈 수 있다.

· 소장, 대장이 약한 사람 ·

소장이나 대장의 기능이 원활치 못한 사람은 단식 중에 가려움증이나 알레르기 반응이 나타난다. 사실 장이 나쁜지 폐가 나쁜지는 구분하기 어려운데, 대체로 두드러기 증상과 같이 피부에 발진 등이 나타나는 호전 반응은 장 기능과 밀접한 관련이 있다. 단식 중에 이런 반응이 생기면 단식 후 일상에서 장을 관리하는 데 신경을 써야 한다. 폐가 나쁜 사람은 가래를 뱉거나 숨이 차서 운동을 못 하는 형태로 호전 반응이 나타난다.

· 간, 쓸개, 췌장이 약한 사람 ·

간이나 쓸개, 췌장의 기능이 떨어지는 사람은 단식 중에 심한 무기력증이나 피로감을 느낀다. 사실 간이 나쁜지 쓸개나 췌장이 나쁜지는 구분하기 어렵다. 위산과다나 역류성 위염 또는 설사가 잦은 사람은 쓸개나 췌장이 나쁜 경우라 할 수 있다. 단식을 시작하고 가장 먼저 무기력증이나 강한 피로감을 느꼈다면, 내 몸의 기능 중 간 기능이 가장 취약하다는 뜻이다. 이런 반응이 생기면 단식 후 일상에서 간과 쓸개를 관리하는 데 신경을 써야 한다.

· 폐가 약한 사람 ·

평소 폐 기능이 떨어진 채로 생활했던 사람은 단식 중에 기침이나 가래가 나온다. 이때 알레르기 반응은 폐 기능 때문인지 장 기능 때문인지 구분하기 힘들다. 단식 중에 숨이 가빠서 오르막을 걷기 힘들다면 과거 천식을 앓았던 적이 있는지, 부모님께 물어봐야 한다. 단식 중에 이런 반응이 생기면 단식 후 일상에서 폐나 호흡기 건강을 돌봐야 한다.

· 신장, 방광, 전립선이 약한 사람 ·

신장이나 방광, 전립선 기능이 떨어지는 사람은 단식 중에 소변불리小
便不利나 쥐가 나는 현상이 나타난다. 나이 들어 생긴 여성 요실금은 단
식만으로도 사라진다. 이는 방광 기능이나 방광 주변 근육이 약해서 생
긴 것인데, 단식은 기능을 회복할 뿐 아니라 염증도 없애주기 때문이다.
단식 중에 '오줌이 적게 나오는지 쥐가 나는지'와 같은 증상은 신장과 방
광을 진단하는 수단이다. 이런 반응이 생기면 단식 후 일상에서 신장이
나 방광을 관리하는 데 신경 써야 한다.

· 심장이 약한 사람 ·

심장 기능이 떨어지는 사람은 단식 중에 가슴 두근거림이 나타난다.
말은 쉽지만, 비위가 약한 사람과 심장이 약한 사람을 구분하기란 여간
어려운 일이 아니다. 과학과 달리, 섭리는 삼단논법으로 명쾌하게 솔루
션을 내놓지 않는다. 그나마 음양오행의 배속配屬에 따라 진단하는 오랜
학문체계가 있어 도움이 되지만, 그것도 도움일 뿐 해석하는 이의 수준
이 천차만별이라 대안으로 삼기엔 부족하다. 어쨌든 단식 중에 가슴 두
근거림(심계항진)이 생기면 자신의 심장이 좀 약하다고 생각하면 된다.
만약 호전 반응 중 가장 먼저 이런 반응이 나왔다면 자신의 몸에서 가장
약한 장부가 심장이란 것을 알고 잘 관리하면 된다.

단식 보조요법,
각탕과 복부 마사지 ─────────

　　　　　　불면증 환자가 단식할 때는 밤에 혈압을 떨어뜨리도록 도와줘야 한다. 밤중에 혈압이 높아 못 자는 사람에게는 뇌로 올라간 혈압을 발끝으로 빼주는 '각탕'이 좋다. 이 말은 불면증의 원인은 다양한데, 그중 혈압으로 인한 불면증도 있다는 얘기다. 사실 불면증 환자 중에 그 원인을 아는 이는 없다. 병원에서 불면증 진단을 했으면 그 원인도 알려줘야 하는데, 진단하고 처방만 하지 원인을 알려주는 의사는 없다.

　그렇다면 각탕을 어떻게 해야 효과가 좋을까? 발목까지 물에 잠기게 하면 '족탕'이고, 종아리까지 잠기게 하면 '각탕'이다. 따라서 각탕을 하려면 먼저 종아리까지 들어가는 스티로폼 박스를 구해, 여기에 소금 한 주먹과 식소다 한 스푼을 넣고 약 40℃의 물을 부어 녹인 다음 종아리까지 잠기게 하면 된다. 이때 긴 치마나 담요로 스티로폼 박스를 덮어 열이 밖으로 새 나가지 않도록 하는 것이 좋다.

　약 20분 후에 다시 뜨거운 물을 부어 온도를 올려준 후, 총 40분간 각탕을 한다. 이렇게 2~3일 하면 불면증은 서서히 사라진다. 물의 온도를 잴 때 주의할 점은 발이 손보다 온도에 민감하다는 사실이다. 물에 손을 넣어 따뜻하다 싶은 정도가 발의 입장에서는 뜨거운 정도라 보면 된다.

참고로 불면증이 있는 사람은 단식 초기를 견디기 어려워한다. 그런 사람에겐 각탕이 으뜸이고, 유칼립투스 화분을 방안에 두거나 잠자기 전에 목 뒤에 라벤더 오일을 묻히면 잠드는 데 도움이 된다.

다음 보조요법은 복부 마사지다. 수년간 단식과 호흡을 지도하면서 부딪친 가장 큰 난관이 적취積聚였다. 특히 심적이 심한 사람은 단식을 중도에 포기하는 사례가 많아서 골머리를 앓았다. 적취란 뱃속에 덩이가 생긴 병증을 말하는데 고서古書를 인용해봐야 이해하기 어려울 것이다. 필자는 오랫동안 적취를 없애기 위해 노력했는데, 그 결과 개발한 것이 복부 마사지다. 실제 적용해보니 적취는 생체전기가 흐르지 못하고 복부에 모여있는 상태임을 알게 되었다.

『의방유취醫方類聚』에는 '기가 쌓인 것이 적積이고 기가 모인 것이 취聚이며, 적積은 음기陰氣로 오장五臟에 생기고, 취聚는 양기陽氣로 육부六腑에 생긴다'라고 기록되어 있다. 『동의보감』은 오장에 생긴 적취와 음식으로 인한 적취를 나눠 치료 방법을 제시하고 있다. 오장에 생긴 적취는 간적肝積, 심적心積, 비적脾積, 폐적肺積, 신적腎積을 말한다. 나는 동의보감보다 의방유취의 설명이 더 현실적이라 본다.

심적心積 부분을 마사지하면 우울증이나 화병에 효과가 있다. 예민하고 조급한 성격도 한층 누그러진다. 폐적肺積은 대부분 장의 적취로 보는데 주로 배꼽 주위에 강하게 뭉쳐 있다. 이것을 풀지 않으면 뱃살을 빼도 금세 다시 찐다. 아랫배는 신적腎積과 관계가 깊다. 신적이 강한 사람은 요통뿐 아니라 생식기 질환을 가지고 있으며 방광염이나 요실금 증상도 보인다. 아무리 단식해도 아랫배가 빠지지 않는 이유다. 간적肝績은 피가 부족해서 생기는 적취다. 따라서 간적이 만져지면 대개 폐경이 빠르거나 생리가 앞당겨지는 특징이 있다. 비적脾績은 소화 장애를 가져온다.

실제 적취를 만져보면 빙하와 같다. 겉은 작아 보이나 풀면 풀수록 아래로부터 올라오는 면적이 크고 밀도는 높다. 오죽하면 조울증 환자가 단식하면서 심적의 일부만 풀었는데도 스스로는 조울증이 다 나은 것 같은 느낌이라고 했다. 물론 다 풀지 않으면 다 낫지도 않는다. 적취를 문지르면 통증을 느끼지만 동시에 마음이 편해지고 속이 시원해지므로, 복부 마사지를 하는 데 있어 부작용을 겪는 사람은 없다. 필자는 팥으로 찜질하는 방법을 개발해 도움을 받기도 했다. 팥은 적체된 기를 풀고 순환시키는 효능이 뛰어나기 때문이다.

단식 중에 복부 마사지를 하면 적취가 해소되면서 뱃살이 빠르게 빠지는데, 단식이 끝난 후에도 복부 마사지를 계속하면 아름다운 몸매를 가꾸는 데 도움이 된다. 하지만 단식은 몸을 원점으로 돌리는 역할만 할 뿐이다. 즉, 건강을 관리하는 계기를 만들어줄 뿐이므로 지속적인 건강 유지를 위해서는 단식 후 관리가 더 중요하다.

보식하기 ───────

단식이 끝난 후에 일상생활에서 가장 주의
해야 할 것은 복식호흡을 꾸준히 유지하면서 하루 1시간이라도 유산소
운동을 하는 습관을 들이는 일이다. 식생활 습관을 바꾸는 것도 당연히
중요하다.

단식해서 몸이 안 좋으니 죽이나 가벼운 음식으로 식사를 하라는 주
장을 많이 하는데, 필자는 거기에 반대한다. 단식해서 몸이 좋아졌고 소
화 기능도 엄청 좋은데 왜 유동식을 고집하는지 이해할 수 없다.

다만, 보식 기간에는 잇몸 근육과 치아에 신경을 써야 한다. 단식으로
인해 저작근과 교근이 많이 약해져 있는 상태이기 때문이다. 이 근육들
을 빨리 회복시켜 주지 않으면 치아도 약해진다. 저작근이란 좌우 아래
어금니 부위와 광대뼈 옆의 위 어금니 부위의 씹는 근육이고, 교근은 아
래턱에 붙은 일명 깨물근을 말한다.

그래서 미음보다는 조금 딱딱한 음식이 좋다. 경단식을 만들어 꼭꼭
씹은 다음 죽처럼 만들어 넘기면 씹는 근육도 단련하고 음식을 잘 씹어
먹는 습관을 들일 수 있다. 그러면 단식으로 좋아진 몸이 더 좋아진다.

· 보식의 절차 ·

단식 후에 갑자기 살이 찌는 이유는 씹는 습관이 잘못되어 있기 때문

이다. 죽이 부드러워 그냥 국을 먹듯이 훌훌 넘기다 보면 아무리 먹어도 배가 부르지 않아서 과식하게 되고 요요현상을 초래한다. 약 3일간은 이렇게 '1일 1식'을 하면 좋다.

단식은 자신의 습관을 개선하고 건강에 대한 소중함을 돌아보는 계기에 지나지 않는다. 더 중요한 것은 단식 후 관리이므로 보식 3일 차가 지나면 경단식으로 '1일 2식'을 하는 것이 좋다. 이렇게 3일간 '1일 2식'을 한 다음 점차 일반식으로 나아간다.

일상식으로는 아침에는 감자·사과 주스를 먹거나 바나나를 하나 정도 먹는 것을 권한다. 감자와 사과를 갈 때는 껍질을 벗기지 말고 껍질째 갈아서 마시는 것이 좋다. 아침 일찍 육체노동을 하는 경우에도 지나친 식사는 금하는 것이 좋다. 배변과 배뇨로 밤새 쌓인 노폐물이 빠져나가고 나면 그때 식사를 하도록 하자.

· 보식의 재료는 호전 반응에 따라 ·

보식의 재료는 자신이 단식 중에 겪은 호전 반응을 기준으로 정하면 된다. 간이 약하면 다슬기, 폐가 약하면 은행과 더덕, 위가 약하면 산마, 신장이 약하면 늙은 호박이나 흑임자, 심장이 약하면 팥과 수수 등을 이용하면 좋다. 물론 호박씨나 호두도 폐를 튼튼하게 한다. 이렇게 각자의 체질과 호전 반응을 참고하여 식재료를 쓴다면 단식 후 관리와 일상의 건강관리에 효과적이다.

원하는 재료로 죽을 쑤어 먹으면 유동식이고, 원하는 재료에 견과류를 넣어 김밥처럼 만들어 먹으면 경단식이다. 참기름이나 올리브유를 조금 더하는 것에는 반대하지 않는다. 음식은 맛있고 향기로워야 하기 때문이다. 음식을 먹기 전에 침이 고인다는 것은 소화 작용이 원활하다는 방증이다. 노인의 침이 마르는 건 병이지만, 침을 흘리는 건 축복이다.

보식으로 야채식을 선택했다면, 채소를 데쳐서 먹는 경우와 생채식을 하는 경우로 나눠서 봐야 한다. 평소 채소를 날것으로 먹지 않았던 사람은 데쳐서 먹으면 된다. 비위가 약한 사람이 생채식을 하면 야채의 독성을 견디지 못해 소화 장애를 일으킨다. 보식 기간에 맥아 차를 마시는

ː간이 약한 사람을 위한 미음 보식, 다슬기 죽 ː

① 쌀은 물에 불려 두고, 다슬기는 4시간 동안 물에 푹 고아서 알맹이만 빼어 놓는다.

② 냄비에 다슬기 고은 물을 붓고 죽염으로 간을 맞춘다. 회색 죽염이나 용융 소금으로 간을 하면 입맛을 돋우어 주므로, 따로 쓴맛을 조절할 필요가 없다.

③ 여기에 불린 쌀을 조금만 넣은 다음, 물이 끓으면 약한 불로 낮추고 나무 주걱으로 계속 저어준다.

④ 혹시 물이 모자라거나 죽이 뻑뻑하면, 마른미역을 뜨거운 물에 불렸다가 그 육수를 조금 더 부어서 물의 양을 맞춘다.

것도 좋다. 맥아는 보리의 순을 말려서 볶아 만든 것으로, 체지방 분해에도 좋고 식이섬유가 풍부해 장 기능을 회복하는 데도 효과가 있다.

요요현상
대처하기 ─────────

다이어트를 하면서 체중이 줄었다가 다시 늘어나는 것을 반복하는 현상을 보고, 예일대학교 브라우넬Kelly D. Brownell 박사가 만들어낸 단어가 바로 요요현상이다. 요요가 위아래로 계속 오르락내리락하는 것처럼 처음에는 체중감량을 위해 열심히 다이어트를 하지만 다시 살이 찌는 현상이 반복되는 것을 말한다.

단식 후에 요요가 발생하는 과정을 보자. 처음부터 단식을 잘못해서 에너지 부족으로 인한 무력감과 피로도가 커지는 것을 억지로 참고 단식을 끝낸다. 이후엔 보식 여부와 관계없이 예전 식습관으로 돌아가고, 실패에 대한 죄책감으로 감정적 어려움이 발생한다. 그로 인해 단식하기 전보다 더 먹게 되고 빠르게 살이 찐다. 이것을 보고, 과학은 단식이 얼마나 형편없는 다이어트 방법이냐며 혹평한다.

요요현상의 전개 구조는 누구나 쉽게 예상할 수 있고, 이런 이유로 단식을 반대하는 사람도 많다. 이제 그 원인을 분석해보자. 단식하면 살은 빠지지만 살가죽은 그대로다. 그래서 살가죽이 처지는 현상이 일어난다. 이를 예방하려면 빠지는 살 부위의 살가죽을 같이 줄이도록 특정 부위 운동을 병행해야 한다. 예를 들어, 뱃살을 빼려는 사람은 장 청소를 마치면 복부 근력을 강화해야 한다.

이로 인한 효과는 두 가지다. 먼저 단식 초기에 허리둘레를 멋지게 줄이거나 복근을 발달시켜 몸맵시를 도드라지게 할 수 있다. 이러면 단식에 재미가 붙는다. 또 단식 후에는 복근이 발달하여 조금만 먹어도 근육으로 인해 포만감을 느끼므로 자연스럽게 소식을 할 수 있다. 복부 근육이 탄탄하면 뱃가죽이 당겨서 밥을 많이 먹을 수 없고 조금 먹어도 포만감이 생긴다.

뱃살이 빠질 때는 먼저 명치 끝의 윗배가 쏙 빠진 다음 중간 배, 아랫배 순으로 빠진다. 음식을 끊은 상태에서 복근운동을 하면 복부의 좌우가 움푹 들어가면서 근육 모양이 생긴다. 하지만 옆구리살은 좀처럼 빠지지 않는다. 남자든 여자든 옆구리살이 빠져야 몸매도 살아나고 요요 현상도 막을 수 있다. 운동을 병행해도 옆구리살은 7일 정도는 지나야 빠진다. 어차피 빠질 건 다 빠지므로 너무 조급할 필요가 없다.

단식 때 살이 빠지는 것은 매일 조금씩 빠지는 것이 아니라 계단식으로 어느 날 쑥 빠진다. 그러니 매일 체중계에 올라가는 버릇을 버리고 편안한 마음으로 진행하길 바란다. 급하고 무리한 운동보다 낮은 강도로 매일 꾸준히 운동하는 것이 좋다. 무엇보다 단식 후 탱탱한 몸매를 원한다면 맨발 걷기를 병행하자.

이렇게 몸이 한번 개선된 후에는 과거와 같은 나쁜 습관만 멀리한다면 결코 요요현상은 일어나지 않는다. 단식은 기나긴 길을 가기 위한 초입일 뿐이므로 단식에 임하는 사람은 단번의 효과를 생각하지 말고 자기 몸을 바꾸는 계기로 삼아야 한다. 단식이 끝났다고 해서 아무거나 먹지 말고 아무렇게나 먹지도 말고 무슨 운동이든 지속하면 계속해서 다이어트 효과를 볼 수 있다. 단식으로 7킬로그램을 뺐다면 단식 후 관리로 다시 7킬로그램을 빼는 것이 얼마든지 가능하다.

요요현상은 억지로 단식을 했거나, 생각이 많은 것을 고치지 못했거나, 음식에 대한 인식을 바로잡지 못해서 생긴다. 따라서 요요현상을 예방하려면 억지로 배고픔을 참아서는 안 된다. 단식을 끝내고 일상식을 시작했을 때 갑자기 체중이 불어나면 좌절과 절망에 사로잡힐 수 있다. 이때 찜질 요법은 구세주와 같다.

단식 후 체중 관리에 요긴한 찜질 요법은 다음 장에서 '3일 3kg 찜질 다이어트'라는 제목으로 설명했으니 참고하면 된다. 주말 하루저녁만이라도 뜨거운 찜질을 하면서 복식호흡과 간단한 운동을 병행하면 3킬로그램 정도는 감량할 수 있으니 적절히 활용해서 요요를 막는 방편으로 삼으면 좋겠다. 특히 단식 후 '4일 식사, 3일 단식'이라는 습관을 생활화하기 위한 아주 좋은 방법이다.

CHAPTER 06

단식 후의 일상 관리

단식 후
피해야 할 음식 ────────

　　　　　　단식과 섭식을 반대 개념으로 생각하는 사람이 있는데, 이것은 잘못된 발상이다. 단식은 음식을 제대로 먹기 위한 방편이다. 음식을 아무렇게나 생각 없이 먹던 습관을 버리기 위해 일시적으로 음식을 끊는 것이 단식이다. 채식주의자가 되고 싶어서든, 인스턴트식품에 중독된 습성을 버리기 위해서든, 가공식품에 찌든 몸을 정화하기 위해서든, 화학 약으로 만신창이가 된 몸을 회복하기 위해서든, 아니면 체중을 감량할 목적이든 단식은 결국 음식으로 연결된다.

　단식 자체로는 아무런 목적을 달성하지 못한다. 음식을 먹어야 단식의 목적이 성취되는 것이다. 따라서 단식을 배운다는 것은 단식의 방법뿐만 아니라 음식을 바르게 먹는 법도 배운다는 뜻이다. 따라서 성공적인 단식은, 단식할 수밖에 없도록 한 자신의 의식을 개선하고 생활습관을 바로잡는 일상의 변화로 귀결되어야 한다. 이를 위해 단식 후 일상식에서 피해야 할 음식을 살펴보자. 피한다는 것이 아예 안 먹는다는 것이 아니라, 일부러 찾아서 먹지는 않는다는 의미다.

· 밀가루 음식, 튀긴 음식 ·

　단식 후에 밀가루로 만든 음식을 먹는다는 것은 실패하기로 작정한 것이나 다름없다. 아예 먹지도 말고 쳐다보지도 말아야 한다. 밀가루 비슷한 것으로 만들어졌을 것으로 추정되는 과자, 빵, 튀김, 부침개도 멀리해야 한다.

물론 평생 먹지 말라는 것은 아니다. 일부러 찾아서 먹지는 말라는 뜻이다. 어쩌다 짜장면이 입에 당기면 먹어도 좋다. 그래도 한 달에 한 번 정도이지 일주일에 한 번은 아니다. 몸이 부어서 펑퍼짐한 이유 중에는 밀가루 음식을 너무 좋아한다는 것도 있다. 특히 밀가루에다 식품첨가물까지 범벅이 된 라면 같은 인스턴트식품은 식단에서 사라져야 할 1순위 식품이다.

밀가루 다음으로 기름에 튀긴 음식은 먹지 말아야 한다. 튀김을 먹으면서 체중 관리를 잘하고 있다고 한다면 소가 웃을 일이다. 식물성 기름이니 안전하다는 소리는 하지 말자. 무슨 기름이든 기름에 튀긴 음식이 보이면 가던 길을 돌아서 가야 한다.

· 인스턴트 음식 ·

쉽게 조리해서 먹는 음식(패스트푸드)은 멀리할수록 좋다. 음식에 있어서 조리 시간은 매우 중요하다. 빠르게 조리 가능하다는 것은 이미 조리되어 보관된 음식이란 뜻이다. 햄버거가 패스트푸드인 것은 이미 공장에서 조리했다가 주문받고서 잠시 익히기만 하면 되기 때문이다.

간식으로 즐겨 먹는 오뎅이며 순대도 내 몸을 망치는 지름길이다. 단순히 화학조미료를 쓰기 때문만이 아니다. 그 식품들이 어디서 어떻게 만들어져서 내 앞에 온 것인지 모르기 때문이다. 무엇보다 입맛을 망가뜨려서 자극적인 음식에 계속 손을 대도록 만들기 때문에 쳐다보지도 말라는 것이다.

마트에 가면 3분이면 조리해 먹는 해물탕도 있고, 1분이면 먹을 수 있는 즉석식품도 많다. 이런 가공식품이나 인스턴트식품이 내 몸을 이렇게 만들었다고 생각하면 된다. 이런 음식들이 김치, 된장찌개와 같은 음식이라고 착각해서는 안 된다. 그런 착각에서 벗어나라고 단식을 하는 것이다.

· 화학식품과 차가운 음식 ·

화학 식품과 차가운 음식도 조심해야 한다. 마시는 식품으로는 희석식 화학 소주와 차가운 맥주가 있다. 이것은 술이 아니라 주정을 희석한 알코올 음료다. 술과는 다른 것이다. 전통적으로 증류를 해서 만든 것을 술이라고 한다. 안동소주나 경주법주, 백세주와 같은 술은 증류식 소주이다.

또 다른 화학 식품으로는 합성 영양제와 식품첨가물이 있다. 제조 회사들이야 안전하다고 하겠지만, 정확하게 말하자면 '안전하지 않다고 말할 수는 없다'라는 것이다. 뭔가 안 좋은데, 딱히 유통을 금지할 정도는 아니란 의미다.

바다에서 사는 생물을 날것으로 먹는 것도 피해야 한다. 바닷물에 오래 살던 음식은 성질이 차갑기 때문이다.

호전 반응으로
일상 관리하기 ─────────

　　　　　　단식 후 일상생활에서 자기 몸을 관리하는 방법은 사람마다 다르다. 즉 단식 때 경험한 호전 반응을 토대로 자신에게 필요한 것을 취사선택하면 된다. 단식하다 보면 뱃속에 있어야 할 열이 갑자기 머리로 상승하면서 어지럼증이나 두통을 느끼기도 한다. 대개 이런 사람은 혈압이 높거나 뇌 혈행이 나쁜 사람이다. 불면증이나 고혈압 환자와 비슷한 상태라 생각하고 각탕을 자주 하면 좋다. 화기火氣가 상승해 어지러운 것이기 때문이다.

이런 현상은 생명이 가진 패러독스의 전형인데, 언뜻 보면 화기火氣가 위에 있고 수기水氣가 아래에 있는 게 온당한 듯 보인다. 하지만 자기가 있어야 할 자리에서 각자가 질서를 구축하면 생명이 가진 변화가 일어나지 않는다. 따라서 생명은 질서를 역행하여 수기가 위에 있어서 화기를 눌러야 뒤섞이면서 에너지를 발산하고 변화하는 것이다. 생명이란 자체가 패러독스의 산물이다. 단식 또한 패러독스다. 섭리는 늘 과학적

논리에 우선한다.

· 위장질환을 위한 '쑥뜸', 여성질환을 위한 '좌훈' ·

단식 중에 위장의 통증을 느끼거나 위경련을 일으키는 사람도 있는데, 이 정도면 선천적으로 비위가 약하다고 볼 수밖에 없다. 이때는 '간접구'를 하면 좋다. 간접구란 쑥뜸 용기에 쑥을 넣어서 그 열감을 피부속으로 넣는 방법이다. 직접구에 비해 화상 위험이 거의 없고 안전하다는 것이 장점이다. 쑥뜸을 할 때는 이왕이면 쑥뜸 전용 쑥을 사서 하는 것이 좋다. 강화도에서 나는 '사자발쑥'이 대표적인 뜸용 쑥이다. 쑥뜸이 준비되어 있지 않다면 돌을 데워서 수건으로 감싼 다음 복부에 대고 있어도 된다.

단식 중에 질염이나 외음부 가려움증으로 고생하는 여성은 평소에 자궁근종이나 생리불순 또는 심한 생리통을 경험했을 가능성이 크다. 이런 경우에는 단식 중에 '좌훈'을 하는 것이 좋다.

좌훈과 쑥뜸을 자주 하면 여성들의 생리불순과 냉·대하에도 큰 도움이 된다. 여성들은 평소에도 가정에서 쑥뜸과 좌훈을 생활화하길 바란다. 무엇보다 단식하고 나면 이런 증상은 거의 해소된다. 단식 후에도 쑥뜸과 좌훈을 생활화하면 지긋지긋한 생식기 질환에서 해방될 수 있다.

몇 년 전, 단식으로 지인이 임신에 성공했다는 얘기를 듣고 찾아온 난임 여성이 있었다. 가임기 여성이 자신의 건강 상태는 생각하지 않고 임신이 되지 않는다고 걱정하는 것은 선후가 바뀐 일이다. 임신이 안 되는 것이 남성의 문제라면 다르겠지만 여성 자신의 문제라면, 먼저 건강을 회복한 뒤 임신을 시도해야 한다. 난임이란 여성의 몸이 아기씨가 자리 잡기엔 적합하지 않다는 의미이므로 먼저 아기씨가 자리 잡을 몸을 만들어야 한다. 그래야 아기도 건강하고 산모도 건강하다.

난임을 극복하기 위해 단식하는 경우라면, 단식의 시작과 동시에 매일 아침 점심 저녁으로 좌훈과 쑥뜸은 필수다. 각탕도 필수, 운동도 필수다. 이런 사람은 공기 맑은 곳에 입소 단식할 것을 추천한다. 단식 후 일상에서 추천할 만한 식단은 많이 알려진 '금강초 백숙'이다. 단식이 끝난 후에도 금강초 백숙을 자주 먹으면 임신에 도움이 된다.

난임에는 토종닭이나 오골계의 흰 중닭을 쓰는데, 여기에 금강초 생뿌리 1.2킬로그램과 금강초 말린 뿌리 30그램을 넣는다. 쓰고 남은 금강초 뿌리는 차※로 만들어 수시로 마시면 좋다. 금강초는 생리불순으로 임신이 잘 안 되는 경우나 몸이 냉할 때 효험이 있다.

만약 열이 많은 체질이라면 금강초 대신 감초나 대추를 함께 넣어서 먹는 것이 좋다(대추 알레르기가 있는 사람은 감초만 넣는다). 닭백숙을 만드는 방법은 솥에 닭을 넣고 물이 잠길 정도로 부어 센 불로 끓이다가 점차 약한 불로 줄인다. 모든 탕약은 그렇게 조제한다. 만약 감초나 대추를 넣기 싫다면, 소금 간을 할 때 죽염을 넣으면 된다. 이때 자죽염보다는 회색 죽염을 넣는 게 안전하다.

· 신장 기능을 돕는 '엉겅퀴 통밤'과 '고거채탕' ·

신장의 사구체가 제 기능을 못 해 피가 혼탁해지고 하지정맥류나 심장 기능이 약해진 사람은 단식할 때 마시는 음료를 따로 준비하는 것이 좋다. 이는 신장 투석을 받는 사람에게도 해당하는 말이다. 신장 투석이란 신장이 혈액의 노폐물을 걸러내는 기능을 하지 못해 외부의 기계 장치에 의존하는 것이다. 필자는 신장 투석 환자를 지도해본 적이 없지만 더러 문의하는 분들이 있어 옛 어른들의 민간요법을 기술해 도움을 드리고자 한다.

먼저 큰 통밤 400그램에 엉겅퀴 15그램을 넣고 6시간 동안 푹 달인 다음 엉겅퀴는 버리고 통밤만 건져서 냉장 보관한다. 다음엔 물 1리터에 말린 고거채(방가지똥풀) 30그램을 넣고 2시간 정도 달인 후, 고거채는 버리고 탕액만 보관한다. 이것이 고거채탕이다. 하루에 3번 식사 후 한 시간 정도 지나서, 엉겅퀴의 약성이 스며든 통밤 1개와 고거채탕을 함께 먹는다. 이 외에도 개다래 열매와 감초를 1:1로 끓여서 마시는 방법도 있다.

실제로 단식을 지도하던 초창기에 필자는 고거채, 엉겅퀴, 토복령, 산사를 넣은 물에 밤을 넣고 푹 끓여서 탕액과 밤을 먹도록 한 적이 있다. 신장 투석 환자가 아니어서 정확한 효능을 알긴 어려웠지만, 분명 신장 기능에 좋다는 것은 확인했다. 그 후 더 효과적인 신장 기능 회복 처방을 개발해서 더는 사용하지 않았다. 신장 투석 환자라면 지금도 시도할 만한 처방이라 생각한다.

· 폐 기능이 약한 사람을 위한 '솔잎 주스' ·

어려서부터 천식을 앓았거나 폐 기능이 약한 사람은 단식 중이거나 끝난 후에도 솔잎 주스를 만들어 마시면 좋다. 단식 중이라면 5일 정도만 마셔도 증상이 호전된다. 필자가 경험한 사례는 경북에서 온 18세 남학생이었다. 그는 운동을 잘하지 못해 친구들과 어울리지 못했던 학교 부적응 학생이었다. 학교를 중퇴하고 입소했는데 운동을 시켜보았더니 좀 이상했다. 모친에게 자초지종을 물었더니 그제야 아기 때 천식을 앓았는데 병원에서 오랜 기간 치료해서 나은 줄 알았다고 한다. 이 학생에게 필자가 쓴 처방이 솔잎 주스다.

오염원이 없는 곳에서 자란 생 솔잎을 채취해서 솔잎에 붙어 있는 이물질을 제거하고 깨끗이 씻은 다음 쌀뜨물에 담가두면, 정유 성분이 물위에 뜬다. 이렇게 쌀뜨물로 한번 걸러내고, 망개나무 뿌리 달인 물로다시 한번 걸러내는 것이 좋다. 그다음 믹서기에 갈아 마시면 된다. 믹서기에 간 후에는 심을 걸러서 버려야 한다.

솔잎액 100밀리리터에 생수 200밀리리터 정도를 섞어 음용하는 것이 좋다. 시중에서 판매하지 않으므로 각자 집에서 만들어 마시는 방법밖에 없다. 이 말을 듣고 설마 마트에 가서 '솔의눈'을 사서 마시겠다고 생각하는 사람은 없을 것이다. 솔잎은 주로 7~8월과 1~2월에 새순이 난다. 이때 채취하면 솔잎이 깨끗하게 뽑혀서 손이 많이 가지 않는다.

· 가려움증에 특효인 '탱자고' ·

단식 중에 장이 나빠서 가려움증이 심한 사람은 그날만 지나면 낫는다. 하지만 당뇨가 중증이 되어 합병증이 생길 때 일어나는 가려움증은 참을 수 없다. 온몸이 피투성이가 되도록 긁어도 시원하지 않다. 필자가 팔공산에 머물 당시 민간에서 내려오던 약재를 담은 적이 있었는데 실제 사용해보니 별 효과가 없어 통에 든 채로 마당에 방치했다. 그중에 탱자가 햇빛을 받아 고膏로 변했다. 그걸 중증 당뇨 환자의 전신 가려움증에 써보니 효과가 아주 좋았다. 주변에 당뇨 환자가 있다면 사용해보길 권한다.

탱자는 10월 무렵에 채취하는데, 가능한 한 완전히 익은 노란 열매가 좋다. 씨를 버리지 말고 껍질째 4등분해서 설탕과 1:1로 청을 담그면 된다. 약 100일 지난 후에 열매는 짜서 버리고 용액만 햇빛이 드는 곳에 놓아둔다. 다만 곤충의 접근을 막기 위해 방충망을 씌우는 것이 좋다. 탱자고는 몸에 바르는 것이므로 곤충이 좀 들어와도 괜찮긴 하다. 용액이 끈적끈적해진 상태를 고膏라고 하는데, 이쯤 되어 사용하면 틀림이 없다.

· 간 기능을 다스리는 '칡꽃 효소' ·

대부분 간이 나쁘다고 하면 알코올부터 떠올린다. 왜 술만 안 먹으면 간이 건강하다고 생각할까? 단식하러 온 여성들에게 간이 나쁘다고 하면 믿지 않는다. 사실 간이 나빠지는 가장 큰 이유는 피가 부족해서이다. 피가 부족하면 간에 치명적이다. 여성들은 2차 성징이 나타날 때부터 폐경기까지 한 달에 한 번 생리를 한다. 그래서 대부분의 여성은 간이 나쁘다. 여성의 간이 나쁘면 자궁에 병증이 생긴다. 냉이든 대하든 근종이든 자궁질환의 원인은 십중팔구 간이고, 간은 피가 부족해서 나빠진다.

이런 경우에 다슬기는 썩 좋은 식품이다. 단식 후 적응식 과정에서 간이 나쁜 사람들에게 다슬기 죽을 권하는 이유가 이것이다. 단식 도중에는 칡꽃으로 만든 효소를 마시는 것이 좋다. 그런데 칡꽃은 채취하기가 이만저만 어려운 것이 아니다. 칡꽃을 구했다면 설탕과 1:1로 섞어 발효시키면 된다. 100일 지나서 건더기는 짜내고 용액만 마시면 되는데, 너무 진하므로 물과 효소를 2:1 정도로 희석하여 마시는 것이 좋다. 적은 양으로도 10일 단식을 상쾌하게 마칠 수 있다는 것이 장점이다. 효과 면에서는 다슬기보다 월등히 뛰어나다.

단식에 대해 아무 경험도 없는 사람이 단식의 해악에 대해 열변을 토하는 방송을 보면, 오랫동안 단식을 지도해 온 사람으로서 안타까울 뿐이다. 단식에 대해 문외한인 사람들이 영양사나 의사라는 라이선스를 믿고 아무데서나 자기도 모르는 말을 허황하게 늘어놓고 있다.

단식이 어떻게 우리 몸을 해독하는 청소부인지 가상의 시나리오로 이해를 돕고자 한다. 다음의 스토리는 실제 상황이 아니라 그저 이해를 돕기 위해 내가 꾸민 내용이니 너무 스토리에 빠지지는 말자.

주말에 쉴 만한 세컨하우스를 만들자는 생각에 공기 좋고 물 좋은 야산의 100평 땅을 사서 방 3개와 거실, 보일러실과 주방을 넣었다. 방 하나에는 보일러와 병행해 아궁이를 두고 구들방까지 만들었다. 하지만 이 방은 평소에 별로 쓸 일이 없었다. 주말이면 큰 방을 주로 쓰면서 기름보일러로 난방을 했다. 집을 짓다가 남은 자재나 부러진 책상다리며 시멘트 포대 같은 것은 몇 달이 지나도록 집 주변 여기저기에 흩어져 있다. 아궁이가 있는 곳은 불을 피우지 않으니 비닐이며 플라스틱 쓰레기들로 가득 차 있다.

어느 날, 여느 주말과 다름없이 오후 늦게 도착해 하룻밤 자고 올라갈

요량이었는데 보일러가 고장 나 있다. 주말이라 수리공을 부를 수도 없고 원인을 모르니 고칠 방법도 없다. 냉방이 된 거실에서 짜증 내며 기다리는 아내를 보다 못해 그동안 놀리고 있던 아궁이에 불을 피우니 다행히 연기가 잘 빠졌다. 이제 집 주변에 흩어져 있는 책상다리나 못이 박힌 목재를 모으기 시작했다. 집 뒤편에 버려둔 종이상자와 신문지를 가져와서 불을 붙인 다음 그 위에 작은 목재부터 얹으니 불이 타오르기 시작했다.

'방이 좀 따뜻해지느냐'는 내 질문에 아내는 조금씩 온기가 돈다면서 조금 누그러진 목소리로 대답한다. 다행이다. 아궁이에 불이 붙었으니 가까운 곳에 있는 나무들을 가져오기로 한다. 공사하다 남은 쓰레기 더미를 파헤쳐 불에 타는 것과 타지 않는 것으로 나눈 다음, 타지 않는 것은 따로 모아두고 타는 것만 다시 아궁이로 가져다 놓았다. 이제 아내가 나와서 아궁이 불이 꺼지지 않도록 돌보고 있다. 집주변에 있는 쓰레기를 모두 정리해서 아궁이로 가져오니 이제 그 정도면 충분하겠다면서 그만 가져오라고 한다.

비록 보일러는 고장 났지만, 오늘 밤은 뜨끈한 구들장에서 잘 수 있다. 아궁이 주변을 보니 버려야 할 쓰레기가 보인다. 이미 땔감을 정리하느라 분류해 둔 덕분에 쓰레기봉투에 담기만 하면 된다. 50리터 봉투 10개를 사 와서 버려야 할 쓰레기를 모두 담은 다음 면사무소 옆에 있는 쓰레기 분리 배출 장소에 갖다 놓고 왔다. 보일러가 고장 났을 뿐인데,

아내로부터 쓰레기를 안 치운다면서 몇 달 동안 잔소리 듣던 일을 깔끔히 해치웠다. 이제야 집도 근사하게 보인다.

이것이 단식이다. 단식을 왜 해야 하느냐는 질문에 가장 간단하게 설명할 방법을 찾다가 이런 시나리오를 만들어 봤다. 여기서 집은 오장육부다. 집 주변은 팔과 다리 그리고 머리다. 아궁이는 복부다. 음식 먹는 것을 중단하면 우리 몸에서는 더 많은 열이 나온다. 소화할 필요가 없으므로 열이 축적된 탓이다. 게다가 고장 난 몸의 구석구석에서 부랴부랴 쓸만한 영양소를 가져다 세포에 전달해 에너지원으로 쓰고, 나머지 노폐물은 분리 배출한다. 이렇게 영양을 완전하게 만들어 몸이 새롭게 거듭나고 체질을 바꾸어 몸을 리셋Reset하는 것이 단식의 섭리다.

단식은 완전한
영양 흡수 상태 ─────────

영양가 높은 음식이 좋은 음식이 아니라 몸 안에서 완전한 영양 상태를 만드는 음식이 좋은 음식이다. 그러므로 계절이 바뀔 때나 입춘 처서에 짧게라도 단식하는 것은 음식을 완전하게 하는 방편이다. 처음부터 나쁜 음식이라고 정해진 것은 없다. 내 몸이 그것을 완전하게 흡수하지 못하거나 배출하지 못하면 그게 나쁜 음식이다. 우리 몸의 불완전한 영양 흡수 상태가 단식이라는 과정을 거치면서 어떻게 완전한 영양 흡수 상태로 바뀌는지 당뇨 환자의 사례를 통해 알아보자.

당뇨 초기인 환자는 살이 찐다. 피가 걸쭉해져서 신장의 사구체에서 잘 걸러지지도 않고 화학적인 열반응도 약해서 염증과 부종을 일으킨 탓이다. 그러다 악화되면 허벅지 근육이 빠지면서 당뇨합병증이란 것을 일으킨다. 당뇨가 있다는 건 사실상 적혈구가 세포에 영양을 제대로 전달하지 못한다는 뜻이다. 당뇨가 무서운 것은 이렇게 전달되지 못한 영양소가 몸속 어딘가에 축적되어 독소로 작용하기 때문이다.

당뇨를 내버려 두면 신진대사 장애가 일어나는 이유가 바로 이것이다. 아무리 시금치를 많이 먹어도 뼈의 원료로 흡수되는 칼슘은 극히 적어서 골다공증을 유발한다. 물론 흡수되지 못한 칼슘은 뼈 주변에 침착되어 석회화를 일으키거나 혈관 안에서 콜레스테롤과 반응하여 혈관벽을 좁게 만든다. 당뇨 초기인 사람이 단식하면 이런 독소를 해리하여 몸을 깨끗하게 한다. 게다가 단식으로 몸 안에 소화효소가 많은 상태라 음식의 영양을 쉽게 흡수할 수 있다. 이것을 완전한 영양 흡수 상태라고 한다.

필자는 지금까지 단식해서 없던 병이 새로 생기는 경우를 보지 못했다. 다만, 앞에서 열거한 주의사항을 무시하거나 지나치게 당분을 섭취하면 단식의 효과가 감소하거나 부작용을 유발할 수 있다. 가끔 효소 단식 후 보식 기간이 지나면서 오히려 몸이 더 나빠졌다고 하는 사람들이 있다. 또 단식은 성공했는데 보식을 잘못해서 요요가 왔다고 말하는 이들도 있다. 물론 그럴 수도 있지만, 단식법 자체가 자기에게 맞지 않아서 생긴 일이기도 하다.

단식하면 혈액의 Ph 농도가 떨어져서 산성화된다고(케톤산증) 두려워하는 사람도 있는데, 나는 단식을 지도하면서 그런 경우를 보지 못했다. 다만, 거식증 환자나 당뇨 환자라면 케톤산증에 대한 만반의 대비가 필요할 것으로 본다. 참고로 거식증과 단식은 전혀 다르다. 거식증으로 인해 아예 물도 못 마시면 케톤산증이 생길 수 있지만, 일반 단식원에서는 기본적으로 충분한 수분 섭취를 하도록 하므로 그런 부작용이 일어날 가능성은 거의 없다.

CHAPTER 07

간헐적 단식, 다이어트 단식 도전하기

간헐적
단식이란? ──────────

　　　　　　　최근 인기를 모으고 있는 간헐적 단식은 일본의 저명한 의학자인 고오다 미쓰오甲田光雄 박사의 이론과 대단히 유사하다. 물론 서양에서도 1930년대부터 식사 제한을 이용한 연구와 실험을 해왔다. 1935년 클라이드 맥케이Clyde McKay는 쥐를 대상으로 양껏 먹인 A군과 식량의 60%를 먹인(40% 제한) B군의 수명을 비교해보았다. 그 결과 B군의 평균 수명이 A군의 2배 가까이 되었다. 그중에는 1,400일 이상 생존한 수컷도 있었다.

　21세기 들어 서양에서 개발한 간헐적 단식도 고오다 박사가 개발한 다양한 식사 제한법에 바탕을 둔 것으로 알려져 있다. 단식 후 진행하는 보식과도 비슷한데, 완전 단식 후에 보조적으로 진행하면 훨씬 효과적일 것이다. 완전 단식과 달리 하루 한 번이라도 식사할 수 있다는 점에서 최근 우리나라에서도 선풍적인 인기를 얻고 있다.

　예를 들어, 3일 완전 단식을 한 후에 7일 동안 간헐적 단식을 하는 식이다. 이렇게 하면 단식이 쉬워질 뿐 아니라 생활 속에서 오랫동안 유지할 수 있다. 16시간 동안 공복을 유지하면 소화효소를 아끼는 효과가 발휘되는데, 다만 나머지 8시간 동안 어떤 식사를 하는 게 좋을지는 각자의 체질이나 병증에 따라 다르다.

콩 종류가 건강에 좋은 사람이 있는가 하면 나쁜 사람이 있고, 채소를 생으로 먹을 수 있는 사람이 있는가 하면 익혀서 먹어야 하는 사람도 있기 때문이다. 어떤 하나의 음식이 만인에게 다 좋을 수는 없다. 18시간 공복 유지 후 나머지 시간에 소식하는 방식도 있고, 1주일에 2일은 단식하고 5일은 1일 1식이나 2식 하는 방식도 있다.

각자의 의지나 정신력 또는 식습관에 맞춰서 편하게 오래 할 수 있는 쪽을 선택하면 된다. 다만 간헐적 단식을 하더라도 처음에 장을 비우고 시작하길 권한다. 단식이든 간헐적 단식이든 초기에 정착하지 못하면 결국 포기하기 때문이다. 그리고 따뜻한 물을 보온병에 넣어 다니며 자주 마시는 것이 좋다. 물배라도 채우란 뜻이 아니다. 공복시에 샘솟듯 분비되는 호르몬과 체액의 Ph 농도를 맞추고, 신경 전달에 무리가 없도록 체내 수분 관리를 해주라는 뜻이다.

· 간헐적 단식의 성공 5원칙 ·

완전 단식과 마찬가지로, 간헐적 단식도 성공하기 위한 원칙이 있는데 5가지로 정리하면 다음과 같다. 우선 단식 시작 전, 구충제 복용과 소금물 섭취는 기본이다.

① 간헐적 단식을 하더라도 먼저 장을 비워야 한다.

② 1일 1식이나 2식을 하더라도 배가 부르기 전에 숟가락을 놓는 버

릇을 들여야 한다.

③ 식사량이 줄어서 배가 고프면 달짝지근한 차를 마시고 몸에 힘이 없으면 소금물이나 짠물을 마셔야 한다.

④ 직장이든 집이든 내가 단식하고 있는 환경이 나에게 스트레스를 심하게 준다면 부딪히지 말고 피해야 한다.

⑤ 여성의 경우, 생리 주기는 피해야 한다.

간헐적 단식에 있어서도 체중감량에 성공하기 위해서는 초기에 체중이 확실하게 줄어야 한다. 식사량과 관련해서 꼭 알아두어야 할 것이 있다. 단식 때 운동해서 복부 근력을 다져 두면 단식 후 일상식을 할 때 조금만 먹어도 근육이 땅겨서 배가 부른 듯이 느껴진다.

그런데 곡물이나 채소를 먹으면 소화하는 과정에서 부풀게 된다. 밀가루는 응집된 음식이라 부풀면 상당히 부피가 커지는데, 기껏 운동으로 잡아 둔 복직근과 복사근이 느슨해지면서 다시 복부비만으로 돌아갈 수 있으니 주의해야 한다.

잘못된
간헐적 단식 ───────

이슬람교도인 무슬림은 라마단을 엄수해야 한다. 라마단이란 아랍력과 이슬람력의 아홉 번째 달에 진행하는 단식인데, 한 달 동안 해가 있는 낮에 음식이나 음료를 먹지 않는다. 따라서 1일 1식이나 간헐적 단식과 유사하다. 라마단식 단식이 몸에 좋다면 이슬람교도들은 모두 건강해야 한다. 그런데 두바이 인구 중 50% 이상이 비만이고 13.5%가 당뇨라고 한다. 억지로 굶기 때문이다. 자기 의사와 상관없이 종교적인 이유로 굶어야 하니 해가 진 뒤에 폭식한다. 이런 단식이 한 달 동안 반복되니 몸이 견딜 수 없다. 소화효소 분비도 뒤죽박죽이 된다. 췌장이나 쓸개도 망가지고 그러니 인슐린 분비가 제대로 될 리가 없다. 잘못된 간헐적 단식의 전형적 사례이다.

어떤 단식이든 이렇게 하면 안 된다. 차라리 한 달 내내 단식하는 게 오히려 낫다. 이런 이유에서 의사들은 당뇨 환자의 단식을 반대한다. 당뇨 환자의 단식은 매우 어렵다. 까딱 잘못하면 거식증에 빠지기 때문이다. 이는 단식 지도자도 막기 어렵다. 당뇨가 있는 사람은 고집이 이만저만 아니어서 하지 말래도 계속한다. 자기 방식대로 해버린다. 숨어서 단식을 계속하면 막을 방법이 없다. 그래서 필자는 어지간하면 당뇨 환자에게 단식을 지도하지 않는다.

체중감량을 위해 단식을 시작하는 사람이 마치 금연이나 금주에 들어갈 때처럼 주변 사람에게 자신의 단식 사실을 알리는 경우가 있다. 스스로에게 불퇴전의 의지를 심으려는 의도는 이해하지만, 필자는 이런 방법으로 생활 단식에 성공한 사례를 보지 못했다. 단식하면서 가장 큰 어려움은 다른 사람의 입에 오르내리는 것이다. 특히 여성들의 경우에는 다른 여성 동료들의 시샘이나 상사의 걱정, 남편의 반대 때문에 계획했던 단식을 중단하는 사례가 많다.

주변 걱정과
입방아를 막아라 ────────

단식에 대해 무지한 사람들이 걱정한답시고 들려주는 잘못된 정보가 실패의 원인이다. 여대생이 영국 배낭여행을 계획하고 항공권을 샀다. 그녀는 주변 친구들에게 자신의 계획에 대해 얘기했는데, 그 후로 친구들이 해외 배낭여행에서 일어난 끔찍한 사건들을 검색해 알려주기 시작했다. 드디어 영국으로 떠나는 날, 여대생은 차 안에서 한참을 울었다. 배낭여행을 시작도 하기 전에 두려움에 떨며 주저한 것이다.

그렇게 도착한 영국에서 이런저런 사고를 걱정하느라 휴대폰을 분실하기도 하고, 유스호스텔에서 감기에 걸려 며칠 동안 앓기도 했다. 하지만 모든 난관을 이겨내고 귀국해서는 무슨 일이든 할 수 있다는 마음가짐이 되었고, 그 후로는 친구들에게 얘기하지 않고 혼자 시리아와 모스

크바까지 다녀왔다. 사실 배낭여행에서 생길 수 있는 문제들을 얘기했던 친구들은 정작 배낭여행을 가 본 적도 없었다.

자신이 도저히 할 수 없는 일에 친구가 도전하는 걸 보며 걱정스레 충고하지만, 때로는 시샘도 섞여 있을 것이다. 정말 상대가 나를 걱정해서 만류하는 거라면 그는 내가 하려는 일을 이미 경험했던 사람이어야 한다. 경험도 없는 사람의 충고를 들으니 그 시간에 경험 많은 사람을 찾아가 상담하는 게 낫다. 단식한다는 소리에 직장 상사나 동료가 보이는 부정적 반응도 이와 비슷하다.

단식을 모르는 사람들이 동료가 단식하면 무슨 큰 사건이라도 일어난 것처럼 쌍수를 들어 반대한다. 식당에서 일하는 40대 여성이 자꾸만 살이 쪄서 몸을 움직이기도 힘들다면서 상담받으러 왔다. 그 후 생활 단식을 하기로 결정했다.

단식을 시작한 처음 며칠 동안은 별 관심도 없던 식당 주인과 동료들이 시간이 지나자 참견을 하기 시작했다. 식당 주인은 "집에 무슨 우환이 있느냐?"라고 묻고, 동료들은 "산 송장 같다"라면서 빨리 중단하라고 했다. 특히 자기 식당에서 일하다 쓰러지기라도 하면 큰일 난다는 눈치였다. 상대를 걱정하는 게 아니라 자기들 걱정이다.

그녀는 식당 일이 힘들지만, 단식하는 동안 식당 운영에 지장을 주거나 쓰러진 적은 없다고 한다. 오히려 식당 일과 같은 육체적 노동이 단식에 도움이 된다. 따로 시간을 내어 운동하지 않아도 자연스레 운동 효과가 있기 때문이다. 이 여성은 13일 단식을 하고 아쉽지만 주변의 입에 오르내리는 게 싫어서 그만두었다. 13일 단식을 마치고 살만 빠진 게 아니라 우울증까지 많이 완화되었다.

살찐 모습이 예쁘다고?

단식에 도전했다가 중도에 포기한 또 다른 사례가 있다. 외국에서 살다가 10년 만에 귀국한 여성은 출국 당시에 비해 지나치게 살이 찐 상태였다. 친정엄마가 그 모습을 보고 제발 단식해서 살이라도 빼라고 해서 단식을 결심한 것이다. 힘들게 도전했지만 결국 3일 만에 귀국 모임을 핑계로 단식을 그만두었다.

귀국 모임이 끝난 후 주변 사람들은 그녀의 살찐 모습을 보고 "옛날보다 더 보기 좋다"라면서 칭찬을 하더라는 것이다. 사실 주변 사람들의 말 속에는 '너 같은 사람이 있으니 내가 마음 편하게 산다'라는 의미도 있고, 듣기 좋은 얘기를 하는 것일 수도 있다.

가끔은 남편이나 남자친구가 단식을 반대한다면서 중도 포기하는 여성들이 있다. 어려서부터 잘 먹어야 건강하다는 얘기를 듣고 자란 중·노년 남성들과 면역력을 영양학적으로만 접근하는 젊은 남성들은 자가 치유로서의 단식에 대해 대단히 부정적이다. 이들의 고정관념을 바꾸는 것은 거의 불가능에 가깝다. 그들은 아내나 여자친구가 강력하게 고집을 부리면 3일 정도는 모르는 척한다. 그러다 오히려 건강해지면서 몸매도 좋아지면 5일 정도까지는 양보한다. 이렇게 해서 10일, 20일 단식을 하는 여성들이 대부분이다.

이런 경우, 단식하는 사람은 자신이 평생 한 번 도전하는 귀한 기회라는 사실을 인식하여 확고부동한 자세로 주변의 말에 흔들리지 않아야 한다. 누군가 걱정되어 간섭한다면 단식해 보았냐고 물어본 다음 대화를 이어가는 것이 좋다. 단식을 매도하는 사람 중에는 단식해 본 사람이 없고, 단식해 본 사람은 결코 단식을 매도하지 않는다.

단식 중에는
메이크업도 단식해야 ─────────

직장을 다니는 여성들이 간헐적 단식을 하다 보면 '메이크업' 문제로 고민하는 경우가 많다. 대개 단식이라고 하면 식사를 중단하는 것으로만 알고 있는데, 우리가 일상에서 먹는 음식은 세 종류가 있다. 가장 중요한 음식은 코로 먹는 공기다. 두 번째는 입으로 먹는 음식이다. 세 번째는 피부로 먹는 햇빛이다. 그런데 요즘에는 지나친 화장으로 햇빛을 보기 어렵다. 게다가 화장품에는 각종 화학 원료가 들어 있다.

단식 기간에는 피부에도 휴식을 주어야 한다. 화장을 전혀 하지 않으면 가장 좋겠으나 어쩔 수 없는 경우라면 기초화장 정도만 하는 것이 좋다. 대개 단식이 시작되고 가장 먼저 좋아지는 신체 부위가 피부다. 주름 개선뿐 아니라 기미나 잡티, 여드름 등도 눈에 띄게 좋아진다. 피부가 좋지 않은 사람이라면, 목요일 저녁에 퇴근해서 장 청소를 한 다음 금요일 하루 휴가를 내고 외출을 안 하는 게 좋다. 그러면 단식 5일 차인 월요일에 출근하게 되는데, 이때면 기초화장만으로도 평소 화장한 것 이상의 효과를 얻을 수 있다.

체지방이 줄면
공복감도 줄어든다 ─────────

많은 사람을 만나면서 느끼는 공통점이 있다. 아픈 사람은 건강을 회복하려 하지 않고 비만한 사람일수록 자기는 괜찮다고 합리화한다는 것이다. 오히려 건강한 사람이 건강에 신경 쓰고, 몸매가 날씬한 사람이 몸매 관리에 신경 쓴다. 뚱뚱한 사람일수록 '먹기 위해 산다'라고 서슴없이 말한다. 그들은 늘 자신이 건강하며, 원래 체질이 풍풍하므로 이 상태가 건강한 것이라고 우긴다.

그건 솔직한 말이 아니다. 누구나 날씬하고 싶고 유연하면서 민첩하게 움직이기를 원한다. 이는 모든 살아있는 동물의 본성이다. 하지만 그렇게 바뀔 가능성이 거의 없다고 판단되거나 그런 변화를 위해 치러야 할 대가가 너무 크다고 여길 때, 자기 합리화를 한다. 이런 자기 합리화에 능한 사람은 자신의 결핍된 의식을 직시하고 용기를 내는 게 우선이다.

옛날 사람들의 건강 문제는 주로 영양결핍이 원인이어서 보약을 지어 먹거나 영양성분을 보충하는 게 중요했다. 반면 요즘 사람의 질병은 주로 잘못된 식습관이나 대기오염, 운동 부족 등으로 인해 체내 독소가 생긴 것이 원인이다. 그러니 체내에 쌓인 것을 빼내는 것이 중요하다. 많은 사람이 체중감량에 신경 쓰지만, 체중이 빠진다고 해서 체내 독소가 빠지는 건 아니다.

체중 감량을 의미하는 '다이어트diet'는 '식이요법'을 뜻한다. 즉 식습관 개선을 통해 체중을 관리하는 것이다. 식습관 개선이란 음식의 질적 측면과 양적 측면을 모두 아우른다. 질적으로는 동물 단백질이나 기름, 과당, 나트륨 등을 줄이는 대신 신선한 채소나 과일 섭취를 늘리는 방식이다. 양적으로는 기초대사량과 활동대사량을 참작하여 적당한 수준의 식사량을 유지하는 방식이다.

그러려면 식탐을 줄여야 한다. 그렇다면 식탐은 왜 생길까? 물론 심리적 원인도 있지만, 신체적으로는 체지방이 늘수록 식탐도 늘어난다는 특징이 있다. 체지방이 늘어나면 식욕이 강해지고, 그 결과 또 체지방이 늘어나면서 폭식을 하는 악순환에 빠진다. 심리적으로 스트레스를 받으면 당도가 높은 음식을 찾게 된다. 정신없이 과자를 먹거나 치맥에 빠지는 이유는 스트레스를 해소하기 위한 본능적 몸부림이다.

단식은 이런 악순환의 고리를 한순간에 끊어준다. 음식을 먹지 않으면 우리 몸은 체내 독소나 노폐물을 재분해하여 영양분으로 쓴다. 그 결과 체지방은 감소하고, 체지방이 감소하면 공복감이 적어지므로 먹지 않아도 크게 배고프지 않은 선순환으로 바뀐다.

단식 중 당분과
염분의 섭취 ─────────

단식을 시작할 때 불가마나 한증막 찜질을 하면 체지방을 줄이는 데 도움을 받을 수 있다. 허기가 지면 단맛이 나는 효소나 꿀차를 마시면 된다. 단맛 나는 효소는 배고픔을 줄여준다. 그러나 너무 많이 마시면 오히려 허기가 심해지므로 하루 두 잔 이내에서 마시도록 한다. 단맛 나는 효소는 기본적으로 밥을 먹는 것과 같다. 탄수화물도 체내에서 당으로 바뀌어 세포에 영양을 공급하기 때문이다.

다만 불필요한 노폐물을 만들지 않고 체지방은 지속해서 빠진다는 점이 식사와 다르다.

염분이 부족하면 힘이 없는데, 이런 경우 소금물 섭취는 무기력증을 쉽게 넘기도록 도와준다. 염분과 미네랄이 충분히 용해된 된장 국물이나 미역국을 먹는 경우도 있는데, 이런 국물은 과거의 식욕을 다시 불러와 입맛을 당기게 하는 부작용이 있다. 염분과 당분의 섭취가 많을수록 체중은 감량하지 않는다는 사실을 명심하자. 만약 체중감량이 아니라 질병을 고칠 목적의 단식이라면 염분과 당분을 충분하게 섭취하는 것이 좋다.

우리 몸에서 염분은 중요한 방부제 역할을 한다. 워낙 많은 전문가가 나트륨을 만병의 근원이라 주장하는 바람에 요즘 젊은이들은 저염식이나 무염식이 좋은 줄 안다. 염분과 나트륨을 혼동해서 생긴 일이다. 염분은 바닷물이나 자궁의 양수처럼 미네랄의 균형이 맞춰진 소금물이다. 반면 나트륨은 소금물에서 각종 미네랄과 염산을 제거한 순수한 나트륨이다. 이 나트륨이 건강을 해치는 주범이라는 말인데, 마치 소금이 건강을 망치는 것으로 착각한다.

적정 염도가 유지되지 않으면 우리 몸은 박테리아나 바이러스의 온상이 된다. 그중에는 유익한 것도 있겠지만 해로운 것도 있다. 염분이 1차 방어선 역할을 해야 하는데, 무염식이나 저염식을 하면 면역의 1차 방어선이 활짝 열리는 셈이다. 실제로 질병이 있는 사람은 체내 염증 지수가 높다. 병원에 가서 혈액검사를 할 때 CRP C-Reactive Protein 수치를 알려달라고 하면 자신의 염증 지수를 확인할 수 있다. 체내 독소를 빼기 위해 단식하는 사람은 반드시 적절한 수준의 염분을 섭취해야 한다.

단식 초기에 체중이 잘 빠지는 사람이 있는가 하면 시간이 좀 지나야 살이 빠지는 사람도 있다. 체질 문제라기보다는 각 개인의 근육량이나 조직이 경화된 정도에 따라 다르다. 단식 초기에 살이 잘 빠지는 사람은 물살인 경우가 많다. 근육이 단단하게 경화된 사람은 근육이 모두 풀리고 나서야 살이 빠지므로 단식 기간을 길게 잡아야 한다. 근육이 경화되는 이유와 풀리는 과정에 대해서는 유산소운동 부분에서 자세히 설명하겠다.

단식으로 살이 빠질 때는 매일 조금씩 빠지는 것이 아니라 계단식으로 빠진다. 특별히 초고도 비만이 아니라면 매일 감량은 기대하기 어렵다. 오히려 2~3일 단위로 빠지다가 유지되기를 반복한다. 단식 5일간 체중이 5킬로그램 정도 감량된 사람이 8일 차가 되어도 체중이 그대로면 크게 실망한다. 이것을 '정체기'라고 부른다. 정체기가 지나면 그동안 빠지지 않았던 살까지 한 번에 빠지므로 실망하지 말고 하루만 더 단식에 매진하길 권한다.

3일 3kg
찜질 다이어트 ─────────

다이어트의 성패는 시작 3일 만에 결정 난다. 많은 여성이 다이어트에 도전하지만 실패하는 이유는 작심삼일이라서 그렇다. 즉, 3일 동안에 살이 확 빠지고 턱이 갸름해져서 만나는 사람마다 "너, 살 빠진 거 같다"라고 관심을 주면 힘을 내서 일주일 다이어트에 성공할 수 있다. 그래서 다이어트 초기부터 무리하게 운동하는 분들이 있는데, 운동은 조금씩 오래 하는 게 좋다.

반면, 불가마 찜질방이나 한증막의 고온 환경에서 복식호흡을 통해 지방을 녹이는 것은 아주 단기적인 다이어트로 효과 만점이다. 여기서 중요한 것은 반드시 복식호흡으로 땀을 빼라는 것이다. 흉식호흡으로 땀을 빼면, 찜질 후 저체온증 등으로 감량한 체중보다 오히려 더 불어난다. 1킬로그램 줄어서 기뻐했는데 3일 후 2킬로그램이 늘어나는 것이다. 찜질방을 자주 드나드는 여성들에게서 항아리 몸매가 많이 보이는 이유다.

과학에서는 이런 현상만 보고 '찜질이나 사우나는 우리 몸 안의 수분만 뺄 뿐 사실상 다이어트 효과는 없다'라고 한다. 체중감량은 '착시현상'이며, 탈수로 인한 부작용이 더 크고 실제 체지방은 빠지지 않는다는 주장이다. 그러나 이것은 흉식호흡에만 익숙한 사람들이 하는 주장일 뿐이고, 호흡이라는 변수는 전혀 고려하지 않은 일반화의 오류다. 단식이 영양결핍만 초래할 뿐 다이어트에 유해하다고 주장하는 칼로리 신봉자들과 다를 바 없다.

찜질 역시 복식호흡과 병행해야 한다. 우선 뜨거운 느낌이 줄어들어 오랫동안 계속할 수 있기 때문이다. 혈압 때문에 찜질을 일절 못하는 사람도 복식호흡을 가르치면 누구나 10분 정도는 고온 찜질을 무리 없이 한다. 저녁 8시경부터 아침 11시경까지 머물면서 밤새 3번 이상 고온 찜질을 하는 것이 좋다. 저녁 9시, 밤 11시, 새벽 5시, 아침 9시 정도로 나눠서 하기를 추천한다.

찜질방을 선택할 때는 실내온도가 80℃ 이상의 고온이어야 한다. 참숯가마는 한증막보다 감량 효과가 떨어진다는 것도 알아두자. 찜질 중에는 0.9% 농도의 소금물을 지참하여 찜질로 인해 빠져나가는 땀의 양 이상으로 보충해야 한다. 물을 아무리 많이 마셔도 살은 빠진다. 만약 찜질방에 운동기구가 있다면 찜질 중간에 운동을 병행하면 좋다. 놀라운 체중감량에 눈이 뒤집힐 지경일 것이다.

단식 초기의 찜질 요법은 반드시 복식호흡으로 해야 한다. 흉식호흡으로 땀을 빼는 찜질은 우리 몸을 저체온 상태로 만들어 돌연사를 유발하거나 인체 부종을 더욱 가속화하는 부작용이 있다. 또한 코로 숨을 쉬는 것이 중요하다. 오염된 실내 대기 상태도 문제이지만 입으로 숨을 쉬면 금세 구강건조증이 생기고 무엇보다 입안이 뜨거워서 얼마 하지도 못한다. 찜질 요법을 시행하는 시간은 개인에 따라 다를 수 있는데, 효과를 보려면 1회당 15분 이상 불가마에서 하는 것이 좋다.

찜질하는 방법 역시 호흡과 연관되어 있다. 즉 들숨에 실내의 뜨거운 공기를 콧속에 집어넣어 뱃속에 모은다. 몸 밖의 뜨거운 공기와 뱃속의 뜨거운 공기가 서로 작용한다는 느낌으로 들숨을 오래 유지하면 뱃살이 쉽게 빠진다. 일반 온열 요법을 하면, 밖에서 몸 안으로 밀고 들어오는 열을 우리 몸이 이물질로 인식하여 체액과 혈액이 이를 막아버리므로 효과가 약하다. 따라서 다이어트에 있어서는 온열 요법보다 찜질이 단기적인 효과가 훨씬 크다.

우리 몸 안에서 일어나는 호흡은 면역체계의 방어선을 뚫고 몸속 깊은 곳까지 도달할 수 있으므로 부작용이 없는 가장 안전한 초단기 다이어트라고 할 수 있다. 물론 장기적으로는 운동을 통해 찜질의 효과를 계속 살려 나가는 게 더 중요하다. 찜질과 찜질 중간에 운동프로그램을 병행하면 가장 이상적인 방식이라 할 만하다. 편마비가 있거나 허리 통증 등으로 거동이 불편한 사람은 찜질방 사우나에서 물속운동을 하면 좋다.

부분 다이어트 ————————

단식은 전신에 걸쳐 동시적으로 발생하는 자연치유다. 어느 한 부분만 집중적으로 고치기는 어렵다. 그래서 단식은 부분 다이어트가 어렵다고 알려져 왔다. 단식을 음식의 개념으로만 보면 부분 다이어트는 불가능하다. 그러나 몇 가지 대체요법을 곁들이면 충분히 인체의 특정 부분만 집중 관리할 수 있다.

예를 들어, 간을 집중적으로 관리하려면 단식하면서 쑥뜸을 병행하면 도움이 된다. 하체 비만을 고치고 싶다면 스쿼트나 맨발 걷기를 병행하는 게 좋다. 이렇게 단식을 기본 베이스로 하면서 대체요법을 병행하면 부분 다이어트도 얼마든지 가능하다.

필자는 실제로 단식 중에 부분 다이어트를 위한 수분 관리법을 이용해 팔뚝 살만 뺀다든가 하체 비만만 특정해서 살을 빼도록 도와준 적이 있다. 이 외에도 마사지를 하는 방법이 있다.

거북목이나 겨드랑이 또는 뱃살 같은 경우는 주로 전기에너지가 뭉쳤거나 근육이 경화된 탓이므로 외부 자극만으로도 풀어낼 수 있다. 반면, 내가 스스로 움직여서 특정 부위의 살을 빼는 건 운동이다. 대개 살이 많이 찐 이유가 해당 부위의 근육이 약해서이기 때문에 운동만으로도 부분 다이어트가 가능한 것이다.

AB 슬라이드를 이용한 운동이 뱃살을 빼는 데 가장 효과적이다. 또한 누운 자세로 온몸으로 노를 젓듯이 무릎을 가슴까지 끌어당겼다 뻗는 노 젓기 운동을 하면 옆구리살이 빠진다. 이런 운동을 할 때는 처음부터 무리하지 말고 매일 조금씩 횟수를 늘려가는 게 좋다. 처음부터 살을 빨리 빼려고 덤비다간 얼마 못 가서 지친다. 오래 하겠다는 마음가짐으로 천천히 접근하길 바란다.

석회화, 경화, 암의 정체 —————

비만과 다이어트에 반드시 운동을 병행해야 하는 이유를 자연 섭리에 비유해 설명해 보겠다. 계곡에서 내려오는 물이 아무리 깨끗하더라도 그 입구를 비닐봉지나 스티로폼, 나뭇잎 등이 막고 있다면 계곡물의 유입 속도를 떨어뜨린다. 이것이 저수지 물의 순환을 막아 저수지에 저장된 물 전체를 썩게 만드는 것이다.

우리 몸도 마찬가지다. 몸 전체는 다양한 회전력을 갖고 외부 환경과 상호작용을 한다. 이런 에너지는 세포의 소멸과 생성을 통해서도 일어나고, 호흡을 통해서도 일어나고, 소화 과정에서도 일어난다. 하지만 특정 부위에 흐름이 원활치 않으면 그 부위의 회전력도 동시에 위축된다. 회전하는 힘이 약해지면 열이 발생하지 않아 점차 차가워진다. 차가워져서 힘이 떨어진 게 아니라 회전하는 힘이 떨어져서 차가워진 것이다.

특히 손끝에서는 외부와 끌어당기고 밀어내는 힘이 수시로 일어나는

데, 이때 발생하는 회전력이 약해지면 손이 차가워진다. 손끝이 시리다는 것이 바로 이 증상이다. 손끝이 시리면 우리 몸 어딘가로부터 열을 가져와야 한다. 이때 복부에서 발생하는 열에너지가 손끝으로 이동하여 손이 손상되지 않도록 보호한다. 그러나 이런 일이 반복되면 복부의 열도 소진되어 배가 차가워진다. 배가 차가우면 복부 가려움증을 느낀다. 손도 마찬가지다.

가려워서 긁어도 별 효과는 없다. 단지 마찰로 일어나는 열이 잠시 증상을 가라앉힐 뿐이다. 그러다 서서히 가려움이 사라지는데, 이때가 배가 붓는 시점이다. 배가 부은 현상을 '복부비만'이라 부르는데 부풀어 오른 배는 점차 단단해진다. 저수지 물의 흐름이 오랜 기간 정체되어 있으면 저수지 일부에서 물의 농도가 진해져 산소가 부족해지고 그 결과 녹조가 일어나는 현상과 유사하다.

배가 붓고 단단해진다는 것은 그 안에 있는 장腸의 기능이 현저히 떨어지고 있다는 뜻이다. 복부비만을 경계해야 하는 이유가 이것이다. 이 상태가 지속되면 장에 염증이 생기는데 이것이 장염腸炎이다. 오장육부에 따라 염증이 아닌 용종이나 궤양(위궤양, 십이지장궤양), 하수(위하수, 내장 하수)가 생기기도 한다.

뼈마디 부위에 칼슘이 침착되기도 하는데 이것이 바로 '석회화'다. 사실 칼슘은 뼈의 원료가 되는 성분이다. 적혈구가 세포에 칼슘을 전달해주지 못하거나 고분자 칼슘이 너무 많으면 혈관 안을 떠돌다가 뼈에 가서 엉겨 붙고, 콜레스테롤과 합쳐져 더 심하게 단단해진다. 석회화에서의 석회는 콘크리트나 생석회 성분이 아니다. 우리가 먹은 시금치나 멸치에 들어있던 영양소로서의 칼슘이다. 다만 고분자 상태라서 쉽게 흡수되지 못해 혈관을 떠돌다가 뼈에 침착하거나 혈관 내벽에서 기름과 엉겨 단단해지는 것뿐이다.

섭리에 따라 단식하면 석회화는 7일 만에 분해되어 사라진다. 물론 자기가 먹은 음식으로 인해 생겼으니 식습관을 바꾸지 않으면 재발한다. 단식은 식습관을 바꾸는 아주 단기적인 충격요법이다.

내장에서 호르몬이나 효소가 부족하여 칼슘이 단단하게 뭉치면, 이는 석회화가 아니라 '경화硬化'라고 부른다. 간경화가 이런 증상이다. 막膜이 방조제 역할을 못 하면 곳곳에서 물이 샌다. 그리하여 장막腸膜이나 복부에 물이 차면 이것이 복수腹水다. 암 환자에게 복수가 차는 이유다.

경화된 상태를 방치하면 특정 장부나 조직이 섬유화되어 강력한 결합 조직을 형성하는데, 이것을 우리는 암癌이라고 부른다. 암뿐만 아니라 당뇨합병증으로 인한 발의 괴사나 조직의 괴사도 이와 다르지 않다.

이렇게 질병은 우리 몸과 세포를 구성하는 바이러스나 박테리아 중에서 지금껏 활성화되지 않았던 녀석들이 자기가 활동할 시기라는 신호를 받고 움직이면서 발생한다. 이 녀석들이 그동안 활동하지 않은 건 아직 몸을 해체할 시기가 아니었기 때문이다. 생명체가 죽으면 피부가 아니라 몸 안 내장에서 구더기가 먼저 생기는 이유가 이와 같다.

CHAPTER 08

질병을 대하는 자세

병원 진단의
허와 실 ─────

　　　　　우리가 착각하는 것 중 하나가 '의사는 사람을 건강하게 하는 직업'이라는 인식이다. 하지만 의사들은 병에 대해서는 많이 알지만 건강에 대해서는 잘 모른다. 병을 고친다고 건강해지는 게 아닌데, 사람들은 건강하지 못한 이유가 병 때문이라고 믿는다. 건강이 나빠져서 병이 온 것은 맞지만, 그렇다고 병만 고쳐서 건강해지는 것도 아니다.

　병은 고쳤는데 퇴원 후 재활을 해야 한다면 아직 건강하지 못하다는 말이다. 재활 후 예전과 같이 팔다리나 신체를 마음대로 쓰지 못한다면 병은 나았지만 건강하지 못하다는 뜻이다. 사실 의사는 건강 전반에 대해 알기 어렵다. 자신의 전문 분야만 알기 때문이다. 그런데 우리가 잊고 있는 것이 있다. 자신의 몸과 마음을 근본적으로 치유할 수 있는 사람은 환자 자신이란 사실이다. 그 힘은 태어날 때부터 모두가 공평하게 가지고 있는 '자연치유력'이다.

　요즘은 전기포트에 물을 붓고 끓이면 끓는 온도가 숫자로 나타난다. 100℃에 이르러야 물이 끓는 것이 아니라는 것을 눈으로 확인할 수 있다. 병원의 진단기기라는 것도 이와 같다. 기준치를 벗어나야 병적 상태라는 것이 진단된다. 기준치 이내일 경우에는 '이상 없음'으로 나타난다.

몇 달 전 직장 건강검진에서는 아무 이상이 없다는 소견을 받았는데, 며칠 전부터 계속 속이 불편해서 병원에 갔더니 '위암'이라는 판정을 받았다. 건강검진이 잘못된 것일까? 그렇지는 않다. 99℃여서 물이 끓지 않는다고 표시되었던 것뿐이다. 몇 달 후에는 100℃가 되었기 때문에 위암 진단을 받은 것이다. 기계라는 것이 그렇다. 입력된 기준치에 따라 판단할 뿐, 살아있는 사람의 몸이 어떻게 변해가고 있는지를 알려주지 못한다. 우리가 기계를 맹신하는 것이 문제다.

물의 끓는 온도는 100℃가 맞다. 그러나 90℃에서도 물은 끓고 있다. 마찬가지로 병원 진단에서는 나타나지 않지만 병은 진행되고 있고 각 장부의 기능은 떨어지고 있다. 다만 아직은 아니라는 것뿐이다. 그러니 의사의 잘못도 아니고 진단기기의 잘못도 아니다. 병이 없다는 의미를 잘못 알아들은 환자가 문제다.

또 다른 문제도 있다. 환자는 한 사람인데, 의사는 몸의 부위별로 여러 사람이다 보니 종합적으로 환자의 건강 상태를 판단할 수 없다.

혈압약으로는 고혈압을 치료하지 못하고, 당뇨약으로는 당뇨를 고치지 못한다. 우선 혈압이라는 것이 모든 사람에게 일률적으로 기준을 정해 건강의 지표로 삼을 만한 것이 아니다. 혈압의 높낮이에 개인차가 있는 것은 당연한 일인데도, 수축기 혈압이 140mmHg 이상이거나 이완기 혈압이 90mmHg 이상이면 혈압약을 먹는다. 의사의 말을 무시하는 것이 약 부작용보다 더 두렵기 때문에 맹신할 수 밖에 없다.

인체는 어떻게
만들어졌을까? ——————

몸이 60조 개의 세포로 이루어져 있다는 말은 들어봤겠지만, 100조 개의 바이러스로 이루어져 있다는 얘기는 금시초문일 것이다. 이 정도면 우리 몸이 세포로 이루어진 건지 바이러스로 이루어진 건지 아리송해진다. 생명을 바이러스Virus라 부르고, 항생제를 안티-바이러스anti-virus라 부른다. 즉, 바이러스는 우리가 퇴치해야 할 악마가 아니라 내 생명의 근본이다. 보이지도 않는 바이러스가 어떻게 내 몸을 만들고 성장시키는지 알아보자.

대부분 동물은 발생 초기에 난할을 거쳐 한 겹의 세포층으로 이루어지는 포배가 생긴다. 여기에서 더 진행되면 포배 벽의 일부가 안쪽으로 함입되어 마치 보온병과 같은 2중 벽 모양의 낭배로 바뀐다. 함입으로 생긴 안쪽 벽을 '내배엽'이라 하고, 바깥쪽 벽을 '외배엽'이라 한다. 내배엽이 훗날 아기의 소화기(식도, 위, 장)와 내분비기관(갑상샘), 폐로 발전한다. 폐는 심장 옆에 있지만 소화기관이나 림프와 같이 내배엽에서 나온 것이다.

포배의 바깥에 있는 외배엽은 신경계(중추신경, 말초신경), 피부, 침샘, 땀샘, 눈동자가 된다. 그러니 같은 포배였던 내배엽에서 생긴 문제는 반드시 외배엽에도 나타나기 마련이다. 소화 장애나 폐 질환이 피부에도 그대로 나타나는 것이다. 이것은 과학이 아니라 섭리다.

'중배엽'은 외배엽에서 만들어지는 것이 있고 내배엽에서 만들어지는 것이 있다. 우리 몸의 구조를 만드는 뼈, 근육, 신장, 생식기, 혈액 같은 것이 중배엽에서 나온다. 그러니 신장이 나빠지면 생식기에도 문제가 생긴다.

발생 초기, 우리의 몸은 하나의 포배에서 시작했으므로 한 장부의 건강에 문제가 생기면 그와 비슷한 역할을 담당하는 장부에도 문제가 생긴다. 가장 대표적인 것이 암의 전이다. 호르몬 분비라는 비슷한 일을 하는 갑상샘, 유방, 자궁, 난소, 부신 중 어느 하나가 암으로 제 역할을 못 하게 되면 다른 장부에도 부하가 걸려 암이 발생하는 건 당연지사다. 이런 섭리를 모르는 양방에서는 '원격 전이'라는 희한한 개념을 만들었다. 혈액을 따라 암세포가 전이하는 게 아니라 기능적으로 전이한다는 것을 알아야 한다.

중배엽에서 발생하는 근골격계에 대해서도 알아보자. 우리 몸은 흉골이라는 가슴뼈를 중심으로 좌우 각 12개의 갈비뼈가 있는데 그중 7개가 심장과 허파를 지키고 있다. 간, 쓸개, 위장, 췌장, 지라, 소장, 대장 등이 위치한 복부를 보호하는 뼈는 없다. 그러니 갈비뼈는 오직 심장과 허파를 보호하기 위한 구조물인 셈이다. 복부에 뼈가 없는 건 지킬 필요가 없기 때문이 아니다. 복부의 장부가 서로 유기적으로 움직이며 숨을 쉬기 위함이다.

이렇게 장이 운동하는 데 필요한 게 복식호흡이다. 흉식호흡을 주로 하면 장운동이 약해져 복부에 있어야 할 장부 중 일부가 갈비뼈 안쪽으로 밀려 올라가는 경우가 생긴다. 요즘 병의 상당 부분이 이런 원인에서 유발되는데, 이유를 모르니 고칠 수 없는 불치병으로 여긴다. 뭔가 불편하고 건강이 나빠지는 듯한데, 아무리 검사해봐도 병명이 나오지 않는다. 환자는 아프다는데 의사는 아픈 데가 없다고 하는 해괴한 일이 벌어진다. 환자의 자각증상은 무시되고 기계가 진단하고 기계가 확진하는 시대가 되었다.

근육, 힘줄, 인대, 연골의 비밀

인체의 근육은 바깥 근육과 속 근육으로 나뉘는데, 실제 운동 지도를 해보면 속 근육 안에도 다시 두 가닥의 근육이 있다. 하나는 발가락이나 손가락에서 시작하는 미세 근육이고, 또 하나는 몸의 생명력을 가늠하고 모든 건강을 회복하는 생식기의 초미세 근육이다. 발가락 근육은 뇌졸중의 원인이 되고, 손가락 근육은 치매의 원인이 된다. 섭리에는 과학이 주장하는 수의근이나 불수의근이 없다. 움직이는 방법을 모르는 근육은 있을 수 있지만, 움직이지 못하는 근육은 있을 수 없다. 이런 이유로 필자는 누구나 자기 인식의 범위만큼 살아가고 있다고 말한다.

근육에 영양을 공급하고 근육과 뼈를 이어주는 것은 힘줄이다. 아킬레스건이나 햄스트링이 바로 힘줄이다. 아주 질기면서 근육만큼은 아니더라도 탄력이 있어서 근육과 뼈가 부드럽게 움직이도록 도와준다. 힘줄과 달리 근육은 말랑말랑하다. 운동을 열심히 해서 근육이 딱딱해졌다고 자랑하는 것은 근육의 성질을 몰라서다. 근육이든 뭐든 우리 몸에서 딱딱해지는 것은 혈액의 흐름이 정체되어 나타나는 경화 현상이다.

매일 근력운동을 하다가 며칠만 쉬면 금방 살이 붙는 이유는 경화된 근육이 풀리기 때문이다. 비만과는 다르다. 운동을 심하게 해서 관절을 다치는 경우 운동 강도를 낮추기보다는 운동 방법을 바꾸는 편이 낫다. 너무 무리하지 않는다면, 운동 강도는 대체로 자기 몸이 이겨낼 정도의 저항이기 때문이다.

인대는 탄력성이 적어서 쉽게 늘거나 줄지 않으므로 뼈와 뼈를 맞붙여 주는 역할을 한다. 손가락이 뒤로 완전히 젖혀지지 않는 것은 인대의 가동범위(ROM)를 벗어나기 때문이다.

뼈와 뼈 사이의 연결 부분이 관절이다. 나이가 들면 연골에 관심이 많아지는데 연골에 대해 잘못 알고 있는 사람들이 많다. 신생아는 뼈 전체가 연골이므로 쉽게 부러지지 않는다. 성장하면 뼈끝에만 연골이 남아 있고 장골 대부분은 경골로 변한다. 근육이든 뼈든 말랑말랑한 게 좋다.

딱딱한 것은 건강에 적신호다. 그러니 나이 든 사람이 연골이 닳았다고 하는 것은 연골이 경화되어 뼈 전체가 경골로 변했다는 뜻이다. 정말로 연골이 닳아 없어진 것이라 생각하면 착각이다. 뼈가 닳아서 없어지지 않듯이, 관절을 오래 써서 닳았다는 말은 섭리에 맞지 않는다.

의사들은 닳은 연골은 절대 재생이 안 된다고 하지만 필자의 생각은 좀 다르다. 생명이 곧 재생이고 변화이므로, 몸이 자연에 따르면 회복한다는 것이 섭리이기 때문이다. 연골이 회복되지 않는다면, 우리가 그 방법을 모르기 때문이다.

질병을 대하는 자세 ────────

농경시대에는 농사철에 맞춰 때를 잘 보는 게 중요했지만, 지금은 시계를 보고 시간에 맞춰 일하는 게 더 중요하다. 대부분 자기가 왜 바쁘게 사는지조차 잊고 산다. 너무 바쁘게 사는 습성에 따라 병에 걸려도 쉬기보다 병원에 가서 빨리 치료받기를 원한다. 치료가 간단하기 때문이다. 칼로 피부를 자른 뒤에 뼈나 근육, 장기를 꺼내어 실로 묶은 다음 다시 덮어두면 낫는다.

수술 부위가 아물 때까지 쉬라고 하면 그 시간조차 견디기 힘들어한다. 병이란 것이 사람에게 나쁜 게 아닌데도 병이 생기면 큰일이라도 난 줄 안다. 병이 없으면 사람은 죽는다. 죽음을 지연시키고 몸이 망가진 원인을 찾을 시간을 주는 게 병이다. 그러므로 병을 너무 급하게 고치려 해선 안 된다. 오히려 병이 만들어진 이유를 찾아 원인을 해소해야 한다.

예를 들어, 무지외반증이 없다면 그 사람은 제대로 걷거나 서 있을 수 없다. 뼈가 변형된 것은 내 몸이 직립을 유지하기 위한 최적의 반응이다. 그런데도 급하게 수술을 선택하고 신경 주사를 맞아서 빨리 일하길 원한다. 자기 몸보다 일할 시간이 더 중요해서다.

우리는 과학을 맹신한다. 병이 나면 자기의 몸인데도 남을 찾아가 고쳐 달라고 한다. 그러면서 힘들게 번 돈을 병원에 내민다. 솔직히 전문가라고 불리지만 정작 한 번도 자기 지식으로 병이 생긴 원인을 확인한 적 없는 그들을 우상처럼 떠받든다. 심지어 '암세포는 혈관을 따라 이동한다'라는 밑도 끝도 없는 주장도 믿는다. 먼저 주장하고 그 주장을 증명할 증거를 찾다 보니, 아직도 암세포가 혈관을 따라 이동한다는 어떤 영상이나 사진도 찾지 못했다.

그들이 두려워하는 것은 사람이 죽고 사는 게 아니라 자신들의 이론이 무너지는 것이다. 어떤 의사는 '심장은 신이 준 자동 펌프'라는 허무맹랑한 주장도 한다. 만약 심장이 자동 펌프라면 손발에 계속 피를 공급해 주니 손이나 발이 썩을 리 만무하다. 실제로는 손끝이나 발끝이 썩으면 오히려 심장 근육이 손상되거나 관상동맥이 경화되는 일이 다반사다. 이것만 보더라도 말초혈관이 심장을 움직이는 근본임을 알 수 있다.

필자는 뉴스로 이태원 참사를 보면서 안타까운 마음을 금할 수 없었다. 압사는 갈비뼈가 망가져 심장과 폐를 보호하지 못해 생기는데, 거기다 심장을 막은 가슴뼈를 누르는 심폐소생술(CPR)을 하는 건 아무리 궁리해봐도 상식과 맞지 않는다. 그 대신 손가락 끝에 피 한 방울만 내면 전신의 피가 다시 돌면서 심장이 살아났을 것이라 본다. 만약 당시에 그런 섭리를 아는 의료인이 있어서 방법을 바꾸었다면 얼마나 좋았을까 생각하곤 한다.

물이 고여 썩어가는 저수지에 조그마한 구멍만 내주어도 고인 물 전체가 돌기 시작하면서 되살아나는 것과 같다. 이렇게 피를 돌리면 심장은 다시 뛰게 된다. 그러니 심장은 종從이고 모세혈관이 주主라는 게 섭리다. 섭리는 하나의 문제를 해결할 여러 방법을 자연의 이치에 따라 알려주지만, 다만 사람이 그걸 보고도 응용할 줄 모른다.

한창나이의 젊은이라도 장기간 치료를 받게 되면 몸이 급격하게 위축되면서 과거와 같은 기능을 하지 못한다. 반면 어떤 사람은 쉽게 극복하고 과거처럼 활발하게 살아간다. 두 환자의 차이는 핵심 기관의 손상 여부에서 비롯된 것이다. 아무리 큰 사고를 당해도 자기 몸을 움직이는 핵심 기관만 멀쩡하면 쉽게 회복하는데, 작은 사고라도 핵심 기관에 손상이 생기면 갑작스레 늙어버린다.

잇몸이 상해도 전체 치아를 떠받치는 치아만 멀쩡하면 씹는 기능에 문제가 없지만, 핵심 치아를 뽑으면 그때부터 전체 치아가 흔들리면서 결국 모두 뽑아야 한다. 그래서 치아가 좀 흔들리거나 치주염이 있다고 해서 함부로 발치하면 안 된다.

단식이 질병을 고치는 메커니즘, 해리 ————————

몸이 발생하여 각각의 장부와 근육筋, 힘줄腱, 뼈骨로 분화할 때 각 기관이 제대로 기능할 수 있도록 관管과 막膜을 만든다. 그중 혈관血管은 혈액을 온몸으로 순환시키는 통로이다. 혈관 속에는 혈액만 있는 것이 아니라 콜레스테롤, 칼슘, 마그네슘 같은 성분도 함께 있어 적혈구에 의해 세포들에 전달된다.

그런데 칼슘이 세포로 가지 않고 혈관 속에서 콜레스테롤과 만나면 시멘트처럼 단단해지면서 혈관 벽에 엉겨 붙는다. 즉 혈관 속 통로가 좁아진다. 혈관이 좁아지면 동맥경화라 하고 혈관의 압력이 높아지면 고혈압이라고 하는데, 해결 방법에 있어서 섭리와 과학은 전혀 다른 입장을 취한다. 과학은 콜레스테롤 수치를 낮춰야 한다고 주장하고, 섭리는 칼슘을 분해해서 배출해야 한다고 주장한다.

칼슘과 콜레스테롤이 만나서 혈관 내벽에 단단한 석회층을 만든 게 문제라면, 둘 중 하나를 버리면 된다. 과학은 다짜고짜 콜레스테롤이라는 필수 지방을 버려야 한다고 말하지만 정작 이게 없으면 사람이 죽는다. 물론 너무 많으니 적절하게 버리라는 말일 것이다. 하지만 섭리는 칼슘을 버리라고 말한다. 정확하게는 칼슘과 콜레스테롤을 나누어서 그중 칼슘을 세포에 영양성분으로 주고 남는 건 배출하라는 얘기다.

과학과 섭리의 주장이 다른 이유는 목적이 다르기 때문이다. 과학은 병을 고치는 것이 목적이지만, 섭리는 건강을 회복하는 것이 목적이다. 병을 고치려면 당장 콜레스테롤을 줄이는 게 맞겠지만, 그로 인해 발생할 부작용에 대한 대책이 없다. 그래서 근본 원인인 칼슘을 콜레스테롤과 해리解離하라는 것이다.

해리하기 위해서는 유기산이 풍부한 식초를 마시는 방법과 단식이 있다. 과학적 방법의 하나인 유기산(사과산이나 구연산 등)의 섭취는 당장은 해리하는 효과가 있으나 다른 원소와 결합하여 몸 안에서 다시 오염될 가능성이 있다.

단식은 수분 외에는 아무것도 먹지 않으니 다른 원소와 만나 재결합하는 화학반응이 일어날 수 없다. 섭리는 이를 완벽한 해리법이라고 주장한다. 다만, 배고픔을 견뎌야 한다는 것이 문제다. 필자는 단식을 최고의 영양 관리라고 주장한다. 증상뿐 아니라 온몸에 있는 병의 뿌리를 고치고 단숨에 건강을 회복하는 효과가 분명하기 때문이다.

단식으로 해리하는 원리를 살펴보자. 음식을 일절 먹지 않더라도 뼈 세포는 일정한 칼슘을 흡수해야 하므로 혈관 내벽에 붙은 석회를 녹여서 필요한 칼슘을 가져간다.

칼슘이 모두 빠져나간 후에 남은 콜레스테롤은 재활용을 위해 간으로 보내진다. 간에서 쓸개즙, 스테로이드 호르몬의 원료가 되고 세포막 형성에도 사용된다. 알려진 바에 의하면, 우리 몸에 쌓여서 해가 되는 불필요한 영양소가 20일 분량도 넘기 때문에 그 정도 단식으로는 영양결핍이 생기지 않는다고 한다.

CHAPTER 09

만병을 고치는 단식의 섭리

자연치유란
무엇인가 ─────────

　　　　　　　단식은 대표적인 자연치유 방법이다. '치료'는 시술자인 의사가 피시술자인 환자를 대상으로 질병을 고치는 행위이지만, '치유'는 시술자 없이 환자 스스로 자신의 정신적, 신체적 상태를 회복하는 것이다.

　미국 국립보건원은 '자연의학'을 이렇게 정의했다. 의과대학에서 광범위하게 가르치지 않고, 병원에서 통상적으로 활용하지 않으며, 의료보험회사들이 일반적으로 보상하지 않는 치료 및 건강관리 기술이라는 것이다.

　따라서 자연의학자는 생활 속에서 실천 가능한 방식을 가르치는 교사나 상담사와 같다. 자연에 역행하지 않아야 건강하다는 신념을 가지고 자연산물을 이용해 치료에 임한다.

　예를 들어, 겨우살이는 주로 참나무 가지에 뿌리내리고 기생하는 암적 식물이다. 암환자에게 겨우살이에서 추출한 렉틴이라는 성분을 주사제로 사용하는데, 이를 미슬토 요법이라고 한다. 또한 애기똥풀은 줄기를 꺾으면 노란 진액이 나오는데 이런 풀은 지혈제로 많이 쓰인다. 비슷한 발생 과정을 거친 식물은 그와 유사한 발생 과정을 거친 병을 고치는 데 유익하다.

아로마요법은 식물의 천연 기름(에센셜 오일)을 이용해 몸과 마음에 긍정적인 효과를 준다. 로즈마리 오일은 저혈압에, 라벤더 오일은 고혈압에 주로 사용한다. 불면증에는 유칼립투스 오일이 효과적이다. 향기를 이용하는 허브 요법, 정신을 집중해 의식의 일어남을 지켜보는 명상 요법도 있다.

이명증에 대하여 ─────────

노년층이 많이 앓는 병이 이명증이다. 귀에서 윙윙대는 소리, 매미 소리, 탱크 지나가는 소리 같은 것이 들리는 증상이다. 주로 노인들이 걸리는 병이지만 요즘은 젊은 사람들에게서도 드물지 않다. 증症이라 이름 붙은 진단은 병으로 처방할 수 없는 증상이거나 원인 불명의 병을 말한다.

이명증이 병으로 확인된 초기에는 병원에 가면 치료가 될 것으로 믿는 사람들이 많았다. 의사들도 이런저런 시도를 해보았지만 쉽게 치료되지 않았다. 이것이 귀의 병이 아니기 때문이다. 사실 우리의 귀는 듣는 기능만 있다. 듣기 위해서는 달팽이관에서 가청권의 음을 주파수에 따라 울려주어야 한다. 그런데 여기서 문제가 생긴 것이다. 뇌가 새로운

신경을 만들어, 들리지 않아야 할 소리가 들린다는 게 최근 과학의 분석이다.

하지만 섭리에 따르면, 이명증은 좌측 전두엽과 측두엽 사이 삼차신경 뿌리, 눈꼬리 옆의 삼차신경, 그리고 시상 부위의 삼차신경 핵에서 발생한다. 이를 증명하기란 쉽지 않다. 다만 이명증 환자는 삼차신경 핵(5번 뇌신경)에서 빠져나온 모든 삼차신경을 눌렀을 때 심한 통증을 느끼는 특징이 있다. 단식과 함께 치료할 때는 가장 핵심인 삼차신경 뿌리와 안신경, 삼차신경 핵 부위를 자주 마사지하거나 지압하면 좋다. 필자는 이 방법으로 이명증 환자를 완치시킨 경험이 있다.

화산이 시작되는 지점과 분출하는 지점이 다르듯 우리 몸도 병이 시작되는 부위와 증상이 나타나는 부위가 다르다. 과학은 증상을 고치는 학문으로, 질병의 명칭도 증상을 중심으로 만들어진다. 대증요법對症療法이란 말에 맞게 처방은 증상 완화에 맞추어진다. 과학은 증상이 있거나 기계가 보여줘야 진단하지만, 우리는 누구나 자기 몸에 이상이 있다는 것을 알아차린다. 자기 몸이기 때문이다. 그래서 섭리에 따른 처방은 심리상담에서의 '사례 개념화'와 유사하다.

지속적인 상담을 통해 심리 현상의 변화 과정을 시기별로 진단하고, 당시 있었던 사건과 연계하여 이상 심리의 개인적 원인과 환경적 요인을 찾아 종합적인 처방을 내리는 것이 사례 개념화다. 이와 마찬가지로, 섭리도 귀에서 소리가 난 시점과 당시의 다른 증상을 살펴보고, 신체를 눌러서 통점을 찾고, 하루 중 변화하는 소리의 강도를 점검하여 하나의 히스토리를 구성한다. 그리고 단식을 통한 체내 오염원 청소와 삼차신경 지압이라는 처방을 내린다.

극심한 이명증에 시달리는 환자는 숨이 짧다는 특징을 갖고 있다. 평균 2초에 한 번씩 호흡한다. 숨이 짧으냐 기냐는 건강에 큰 영향을 미친다. 20초에 한 번 들이마시고 내쉬는 사람과 2초에 한 번 들이마시고 내쉬는 사람이 같을 수는 없다. 그런데 자폐증 환자 역시 호흡이 2초 정도에 지나지 않는다. 다만 이명증 환자는 일정하게 2초에 한 번씩 호흡하고, 자폐증 환자는 들쭉날쭉한데 평균 2초 정도 된다는 얘기다.

당뇨병의
섭리 ─────────

당뇨란 혈액 내에 당이 과도하게 검출되는 증상이다. 당이 많으니 피가 끈적거린다. 혈관 안에는 혈액뿐만 아니라 미네랄, 당, 단백, 지질 등 영양소도 있고 콜레스테롤이라는 기름 성분도 있다. 적혈구는 혈장을 바닷물처럼 이용하여 온몸을 돌아다니며, 이러한 영양소들을 세포의 먹이로 던져 준다.

만약 세포가 날름날름 잘 받아먹으면 혈관 안에 영양소는 남아 있지 않는다. 그런데 세포의 안테나에 고장이 났거나 적혈구가 택배를 잘못 전달했거나 세포가 먹이를 받아먹지 않으면 영양소가 계속 혈관 안을 부유한다. 그 영양소 중에 8시간 전에 먹었던 밥과 밀가루 등 탄수화물 음식이 있다면 효소를 만나 당으로 변한다. 단당류로 적혈구에 넘겼어도 세포에 전달하지 못하면 계속 핏속을 떠다닐 수밖에 없다.

이런 일이 계속되면 당에서 발생하는 열이 피의 점도를 높여 끈적거리게 된다. 시간이 더 지나면 피가 끓는데, 짜증이 나고 조그만 일도 참기 힘들다. 왜 이런 일이 일어나는지 살펴보면 칼 같은 그 성격 때문이다. 작은 삐뚤어짐도 참지 못하고 모든 게 제자리에 있어야 한다는 강박 심리가 피를 끓게 만든 것이다.

이런 사람은 자기주장이 완벽하다고 여겨 남의 조언은 듣지 않으므로 주변에서는 고집불통이라 부른다. 피가 뜨거운 사람은 이런 말에 개의치 않으며 사랑과 위로에 눈을 감는다. 이는 결코 당뇨 환자를 비난하기 위한 말이 아니다. 분명하게 원인을 파악하고 성격까지 바꿔야만 건강하게 천수를 누릴 수 있다는 섭리를 전하기 위함이다.

피가 뜨겁다는 것은 세포에 당(에너지)이 부족한 상태라는 의미다. 세포가 하나씩 죽거나 힘을 쓰지 못한다. 아무리 밥을 먹어도 세포에 당이 가지 않으니 돌아서면 허기지고 몸은 더 나빠진다. 물을 마셔도 흡수하지 못하고 그대로 소변으로 뱉어낸다. 몸 안에서 수분을 잡아주는 근육 세포가 힘을 쓰지 못하기 때문이다. 이러니 다뇨多尿, 다음多飮, 다식多食

이 당뇨의 별명이 되었다.

병원에 가면 기계는 그 순간의 상태를 수치로 알려준다. 공복 기준으로 146mg/dℓ이라는 사실을 안다고 해서 뭘 어쩔 수 있다는 걸까? 1년 전보다, 또 한 달 전보다 좋아진 상태인지 나빠진 상태인지 알 수가 없다. 그런데도 기준치를 넘었다면서 당뇨약을 처방한다. 문제는 의사도 환자들 개개인의 원인까지는 알지 못한다는 점이다. 음식이 원인일 수 있고, 스트레스가 원인일 수도 있고, 운동 부족이 원인일 수 있고, 세포 변형이나 적혈구의 고장이 주범일 수도 있다.

당뇨는 당뇨로 끝나지 않는다. 피의 점도가 올라가서 뜨거워지면 혈류 속도가 느려지고, 그 결과 혈관 안의 압력이 높아진다. 수학자 베르누이는 '압력과 속도는 반비례한다'라고 했다. 즉, 흐름이 빠르면 압력이 낮아지고 흐름이 느리면 압력이 높아진다는 말이다. 그러니 당연히 혈압약을 먹는다. 약과 약이 만나서 일어나는 부작용은 차치하더라도 늘어난 화학 약의 복용량에 비례하여 신장의 사구체는 재생 능력을 잃어간다. 악순환이 시작된 것이다.

혈관이 피의 무게를 견디지 못하면 점점 늘어나면서 꽈리를 만들거나 파열되거나 흐르지 못한 채 막히게 된다. 이런 게 뇌에 생기면 '뇌동맥류'라 하고, 종아리에 생기면 '하지정맥류'라 한다. 늘어난 혈관이 터지면 뇌출혈, 늘어난 혈관이 오랫동안 막히면 뇌경색이다. 중증 당뇨 환자의 발가락이 괴사하는 것도 같은 현상이다. 섭리로 보면, 병의 이름은 다르지만 원인은 다르지 않다.

의사로부터 병명을 들으면 환자들은 그것이 병의 원인이라고 착각한다. 하지만 원인이 뭐든 증상을 없애는 것이 병원 처방이다. 그러니 재발하거나 전이가 일어나서 호미로 막을 것을 가래로도 막지 못하는 지경에 이른다. 의사가 일부러 환자 골탕 먹이려고 그렇게 하는 것은 아니다. 그들 역시 남에게 듣고 배운 것을 정답이라 믿고 그대로 행한 것뿐이다. 또 병을 못 고친 것도 아니다. 다만 병을 고쳤는데 사람이 만신창이가 되었을 뿐이다. 섭리를 도외시하고 눈에 보이는 물리적 현상만 좇은 탓이다. 지금이라도 과학은 섭리를 경청해야 한다. 그래야 과학이 발전한다.

의사는 병을 고치는 직업이므로 사람의 건강을 회복시켜야 할 의무는 없다. 이 사실은 매우 중요하다. 텔레비전에 나와서 건강법을 말하는 의사는 자기 배역에 충실한 연예인과 비슷하다. II형 당뇨란 후천적으로 생긴 당뇨를 말하는데, 나이가 들어가면서 호르몬을 지나치게 소모하여 인슐린이 부족해진 상태를 말한다.

여기까지는 누구나 아는 사실이다. 그런데 인슐린은 정상적으로 생산되고 있는데, 어떤 이유로 소화 작용에 관여하지 못해서 혈관 안에 분해되지 못한 당이 떠다니는 경우가 있다. 필자는 이것을 '가짜 당뇨'라고 부른다. 가끔 인슐린과 담즙이 나오는 총췌관이 막힘으로써 일시적으로 혈당이 올라가 그런 진단을 받는 경우가 있기 때문이다. 이런 경우에 관장이나 간 청소를 병행하면서 단식을 하면 큰 도움이 된다.

암은 전이되지
않는다 ────────

　　　　　동물은 움직여서 물을 찾고, 식물은 뿌리를 뻗어 물을 찾는다. 동물은 물을 찾는 게 평생의 고단함이고, 식물은 햇빛을 찾는 게 일생의 고단함이다. 그러니 사람이 자기 뜻대로 움직이지 못한다는 것은 큰 상실감이다. 하지만 병은 살아있으므로 생기는 것이다. 죽은 몸에는 병이 들지 않는다. 살아있으면 변하는 게 섭리다. 변한다는 것은 병이 들기도 하고 낫기도 한다는 뜻이다.

　어느 날, 안개가 자욱이 끼더니 눈앞에서 산이 사라졌다. 산이 사라졌다는 건 사실이 아니다. 산이 보이지 않게 된 것이 사실이다. 그러면 산이 보이지 않는 이유를 찾으면 된다. 산이 몸이면, 안개는 병이다. 안개를 보고 산이 사라졌다며 호들갑 떨 시간에 낮이 오길 기다리는 편이 낫다. 우리는 평정심이 없어 기다리지를 못한다. 암 진단을 받았다고 내일 죽는 것도 아니니, 절망할 시간에 두 군데 정도 다른 병원을 찾아 교차 검증을 받는 게 현명하다.

· 암 환자의 공통점 ·

암에 걸린 사람에겐 몇 가지 특징이 있다. 우선 미토콘드리아 개체 수가 급격히 감소해 산소 분열을 하기 어렵다는 것이다. 그러니 해당解糖 분열로 연명하는데, 이게 그다지 열효율이 좋은 시스템이 아니라서 난방 효과가 떨어진다. 즉, 에너지 부족으로 몸이 차가워진다는 말이다. 게다가 적혈구 수치까지 줄어들면 철분도 부족해진다. 당연히 영양소를 세포에 배달하는 건 힘들다. 셋이 택배를 나르다가 혼자 하면 미치는 것과 같다.

이럴 때 과학은 대형병원이 있는 도시로 가라고 권한다. 그러면 매연으로 미토콘드리아와 적혈구는 더 사라진다. 암 환자 몸에는 미토콘드리아 개체 수와 밀접한 관련이 있는 미네랄인 황(S) 성분이 부족하다는 통계가 있다. 그래서 요즘 합성 식물성 유황(MSM)을 먹는 사람이 많다. 필자는 그다지 권할 만하다고 보지 않는다. 천연 식물성 유황은 강황이나 울금, 죽염, 마늘에 많다. 황을 보충하는 것도 중요하지만, 그 전에 내 몸이 황을 흡수할 수 있는 상태인지도 살펴야 한다.

암 환자의 또 다른 특징은 몸에 산소가 부족하다는 것이다. 산소가 부족하면 몸에 염증이 많이 생긴다. 그렇다면 산소가 많은 곳으로 가면 암을 고칠 수 있을까? 그것은 너무 빤한 물리 방정식이다. 도시에서 암이 발병한 것은 산소 부족이라기보다 매연으로 인해 활성 산소가 많이 생겨서 실제 몸에 필요한 산소가 부족해진 탓이다. 산소가 많은 동네에 간다고 내 몸이 산소를 받아들이는 것은 아니란 얘기다.

문제는 환경이 아니라 내 몸이 살아남고자 가동하는 적응성이다. 그러니 암이 있거든 고산지대로 가기를 권한다. 산소가 부족한 곳에 가면 우리 몸은 살아남기 위해 전신을 쥐어짜며 적응을 시작한다. 단위 시간당 산소 흡수량을 늘리기 위해 적혈구를 대량으로 생산하면서 비로소 몸에 영양을 충분히 공급하기 시작한다. 기본적으로 영양을 충분히 공급한 후에 산소를 공급해야 하는데, 이것은 적혈구의 역할이다.

이론의 여지 없이 단식은 ①에너지 대사 후 발생한 활성 산소나 젖산과 같은 노폐물을 분해하면서 ②영양소의 산화 및 재산화를 원천적으로 예방하고, ③이미 산화되어 쌓인 오염원을 해리함으로써 대사 과정을 원활하게 순환시키는 효과가 있다. 그러므로 대사질환인 암에 단식이 어떤 식으로든 큰 도움이 된다는 건 누구도 부정할 수 없는 사실이다.

· 전이가 아니라 기능적 퇴조일 뿐 ·

섭리가 알려주는 바, 암은 전이하지 않는다. 암세포가 움직여서 전이되는 것이 아니라 장부의 기능에 따라 시차적으로 세포 사멸이 나타나는 현상에 지나지 않는다. 마치 원격으로 전이가 일어나는 듯 보이지만, 그건 보이는 세계의 주장일 뿐이다. 실제로는 림프에 암이 생길 정도로 기능이 무너지면 림프샘이 많은 유방이나 겨드랑이, 복부나 장이나 사타구니나 갑상샘에도 암이 나타날 수밖에 없다. 우리 몸의 기능적 퇴조가 시차를 두고 일어난 것뿐이다.

　따라서 간암이 폐암을 부르거나 췌장암이 간암을 부르거나 갑상샘암이 유방암을 부르거나 자궁암이 간암으로 전이되는 현상을 섭리로 이해해야 한다. 대장암 환자에게 폐암이 나타나는 것도 대장의 지독한 가스가 운화 작용을 거쳐 폐를 치기 때문이다. 섭리로 보면 쉬운데, 과학의 눈으로 보니 기상천외한 가설을 세우고 사실을 비트는 것이다.

소화 장애,
위산은 잘못이 없다 ─────────

　　　　　　치유 단식이 큰 효능을 보이는 증상으로 '위산과다'가 있다. 물론 위산과다만 단식으로 좋아진다는 얘기는 아니다. 필자가 단순한 질병을 사례로 들어 설명하는 이유는 우리가 상식적으로 알고 있는 지식을 깨뜨려 섭리를 밝히기에 적합하기 때문이다. 위장병이 생기면 과학은 대체로 위산과다를 원인으로 지목한다. 당연히 이것은 사실이 아니다.

　위산이 과다하게 보이는 이유는 두 가지다. 먼저 위산이 내가 필요로 하는 양보다 많이 나오는 경우다. 다음은 담즙이나 췌액 같은 소화액이 너무 적게 분비되어 위산이 십이지장으로 내려가지 못한 채 명치 끝에 머물러 있어서 위산이 많이 분비된 것처럼 보이는 경우도 있다.

분명한 것은 분비된 위산 중 일부가 위장에 그대로 머물러 있다는 현상뿐이다. 소화가 진행되면서 위산은 음식물과 함께 십이지장으로 내려가야 하는데 일부만 내려가고 일부는 그대로 위장에 남아 있는 이유를 과학과 섭리는 다르게 설명한다. 위산이 내려오려면 알칼리성의 소화액이 위산의 양만큼 분비되어야 한다. 위산보다 알칼리성 소화액의 분비가 적으면 일부 음식물은 그대로 위장에 남아 명치 끝에 걸린 듯한 느낌을 준다. 이것이 섭리가 밝히는 사실이다.

이를 바탕으로, 소화 장애는 위산과다보다는 담즙과 췌액 같은 소화액의 과소 분비가 직접 원인이라고 할 수 있다. 정상적인 사람에게서 위산이 굳이 과도하게 분비될 이유가 없다. 사실이 이와 같은데, 과학은 위산과다라는 병명을 붙여서 마치 몸에서 위산이 과하게 분비되어 소화 장애가 생겼다는 착각을 불러일으킨다. 위산과다를 고치려면 제산제를 먹는 것이 아니라 소화액 분비를 촉진하는 보조 요법을 써야 하는 것이다.

혈압에 문제가 생기는 원인 3가지 ──────

고혈압이나 저혈압에도 단식이 효과적인데,

혈압 문제는 3가지 원인으로 생긴다. 먼저 혈관 내벽이 두꺼워지는 것, 다음으로 혈행이 느려지는 것, 마지막은 부신의 혈압을 조절하는 호르몬에 문제가 생긴 경우다. 고혈압 환자는 단식 초기에 어지럼증이나 혈압이 오르는 것을 느끼고, 저혈압 환자는 앉았다 일어날 때 현기증을 느낀다. 그러나 이런 문제들은 단식 중 맨발로 땅을 걸으면 점차 사라진다. 단식은 혈압을 정상 범주로 회복시키는 힘이 있다.

최고혈압이 140mmHg 이상이라면 평생 약을 먹어야 한다. 최근에는 최저혈압을 중시하는 경향이 생기고는 있지만 어차피 피차일반이다. 혈압약이 부신과 신장에 부담을 주어 당뇨를 만들기도 하고, 신장이 다시 심장에 부담을 주어 부정맥을 만들기도 한다. 소위 139와 140이라는 1의 차이가 생사의 차이를 만드는 이유다. 어떻게 숫자로 선을 그어 환자를 정의할 수 있는지 의아하겠지만, 이것이 현실이다. 여러분도 병원에서 고혈압 진단을 받으면 이런 의문은 순식간에 사라지고 오직 건강보험 덕분에 저렴한 가격으로 혈압약을 먹는 것에 감사하게 될 것이다.

고혈압 환자는 혈관 내 압력이 높아진 원인에 따라서 단식하는 법이 조금씩 다르다. 혈관 내벽에 콜레스테롤, 독소 등이 끼어 혈관 자체가 좁아진 경우에는 어떤 형태의 단식이든 무방하다. 하지만 압력이 팽창하여 혈관 자체가 약해진 경우는 뽕잎차를 마시면서 단식하는 게 좋다. 혈액이 탁해져서 혈전으로 압력이 팽창한 경우나 혈류 속도가 느려 고혈압이 된 경우에는 파혈작용破血作用(몸 안에 뭉쳐 있는 나쁜 피를 풀어지게 함)이 있는 차를 마시는 것이 좋다. 다만, 필자의 경험상 고혈압인 사람이 단식 3일 차 이상에서 혈압약을 복용할 경우 기립성 저혈압 증상이 나타나므로 주의해야 한다. 단식 자체가 혈압을 낮추는데, 거기에 혈압약까지 먹으면 당연히 문제가 생긴다.

부종과 비만을
구분하라 ————

우리가 흔히 말하는 '살'이란 것은 우리 몸을 덮고 있는 피부 가죽 안에 있는 덩어리다. 살이 찌면 통상 가죽도 두꺼워진다. 이런 일은 땅 온도가 내려가기 시작하는 처서 무렵에 일어난다. 또는 몸 안의 살이 자꾸 튀어나오는 것을 막으려고 껍질을 두껍게 만들기도 한다. 여성의 생리 시에 지나친 에너지 손실을 막으려고 지방을 축적할 때도 그렇다. 그러므로 생리 기간에 단식하면 다이어트는 폭망이다.

정상적인 경우라면 아이들의 성장기나 어른의 몸이 붓기 시작할 때 살이 찐다. 성장기에 살찌는 건 부피 성장을 위한 것이니 전혀 걱정하지 않아도 된다. 다만, 다 큰 어른이 살찌는 건 병이다. 정확하게는 부종, 혹은 수종이라고 한다. 다시 말해, 몸 안에서 물의 순환장애가 생겨

물이 꽉 찬 상태다. 물이 빠져나가지 못하면 들어오지도 못한다. 그러니 먹는 게 없는데도 자꾸 살이 찐다.

이런 현상은 살이 찌는 게 아니라 몸이 붓는 거다. 이런 사실을 몰라서 식욕억제제인 '나비 약'을 먹는다든가, 지방 흡입 수술을 받는다든가, 돈 들여가면서 해괴망측한 일까지 벌인다. 그리고 나서 돈 벌기 위해 다시 뼈 빠지게 일하다가 또 몸을 망치고, 다시 그동안 번 돈을 병원에 갖다 바친다. 이런 악순환의 고리를 끊고 약에 의존하지 않으려면 진짜 원인인 순환장애를 고쳐서 살을 빼야 한다. 다만, 약값 대신 자신의 의지가 좀 필요하다.

우리 몸의 순환장애는 병의 시작 단계에 불과하다. 즉, 비만은 병의 시작이라는 의미다. 병이 훨씬 심각해지면 영양을 흡수하는 능력이 사라지고 아무리 먹어도 자꾸 살이 빠진다. 주로 허벅지 근육의 소실로 시작한다. 이것을 근감소증Sarcopenia이라 부르는데, 이런 증상이 생기면 노화가 본격 시작된 것이다. 몸이 아파서 병원에 가면 의사는 살을 빼야 병이 낫는다고 하는데, 정확히 말하면 병을 못 고쳐서 살이 안 빠지는 것이다. 그러니 살을 빼는 게 우선이 아니라 병을 고치는 게 우선이다.

몸이 붓는 원인 중에는 운동을 너무 열심히 한 탓도 있다. 근육은 원래 말랑말랑하다. 모든 생명은 늙거나 죽어갈 때 딱딱해진다. 그런데 딱딱한 것이 좋다면서 흉식호흡과 무산소 운동에 열을 바쳐가며 근육을 딱딱하게 만든다. 이렇게 만든 근육은 며칠만 운동을 안 해도 비만이 된다. 살을 빼려면 그런 식으로 운동해서는 안 된다고 알려주는 과학적 식견도 없다.

지금 체육학과에서 가르치는 운동은 대부분 순발력을 키우는 것이다. 사람에게 개나 표범에게 필요한 운동을 가르치는 셈이다. 해발 1,500미터 산을 오른다면 개가 빠를까, 사람이 빠를까? 개는 사람을 따라오지 못한다. 이유는 느려서가 아니라 오래 걷지 못하기 때문이다. 무술을 하거나 프로스포츠를 하는 경우가 아니라면 순발력 운동을 가르쳐선 안 된다.

단식은
피부질환에 속효

대표적 피부질환인 여드름은 성장 호르몬이 분비되는 성장기 청소년들에게 흔한 증상이다. 그런데 요즘에는 성장기가 한참 지난 20대 후반이나 30대에서도 여드름이 나타난다. 이제는 성인 여드름이라는 말이 자연스럽지만, 불과 20여 년 전만 해도 생뚱맞은 병명이었다. 과도한 스트레스나 여러 환경 요인에 의하여 피부 면역이 저하되어 발생하는 것이라고 하는데, 정말 믿기 어려운 말이다. 그냥 면역질환이라고 하는 게 더 낫다. 면역질환은 신진대사의 문제이니까 내과를 가야 하는데 다들 피부과로 간다.

피부과 의사는 약을 처방하고 치료도 해준다. 우선 오는 고객을 놓쳐서는 안 되고, 또 자꾸 다루다 보면 실력이 늘기 때문이다. 환자를 통해 임상을 하는 격이다. 여드름뿐 아니라 건선, 아토피, 알레르기도 마찬가지다. 앞에서 내배엽과 외배엽에 대해 설명한 대로, 외배엽이 피부를 만들고 내배엽이 소화기관을 만든다면, 소화기관에서 생긴 문제가 피부에도 똑같이 나타나는 것은 섭리다. 그래서 소화기관, 특히 장이 나쁘면 피부가 건조해지거나 기미, 주근깨 같은 것이 생긴다.

섭리를 통해 장이 깨끗해지면 기미는 금방 없어진다고 아무리 얘기해도 레이저로 태우고 지지고, 밖에 나갈 때는 탈레반 가면까지 두른다. 해괴망측하다. 피부를 통해 장 상태를 유추하는 외에 방귀 냄새로 유추하는 방법도 있다. 음식을 먹으면 영양분은 대부분 몸 안으로 흡수되고 남은 것은 대장 내에서 고체와 액체, 기체로 나누어진다. 기체는 방귀로도 나오지만, 대체로 폐로 가서 폐를 촉촉하게 적셔준다고 알려져 있다. 이를 윤폐潤肺라 부른다.

장이 나쁘면 방귀로 배출되는 기체가 독가스 수준이다. 장이 건강하면 방귀에서 냄새가 나지 않는다. 방귀에서 냄새가 난다는 것은 장 생태계가 나빠지기 시작했거나 이미 나빠졌다는 뜻이다. 그러므로 이때는 피부에 덕지덕지 바를 생각을 하지 말고, 장 청소를 해서 깨끗이 비우는 게 좋다. 그러면 며칠 후에 피부가 깔끔해진다. 대체로 기미는 단식 7일 차에 사라진다.

이 외에 프로바이오틱스(유산균)를 섭취하는 것도 추천한다. 대부분의 방귀 냄새는 유산균 하나만으로도 사라진다. 다만, 장 생태계가 나쁜 경우에만 유산균의 도움을 받을 수 있는 것이지, 모든 장 문제를 유산균이 해결하진 못한다.

감기도
여러 가지다 ───────

건강하다는 것은 단순히 몸이나 마음의 기능에 잘못된 점이 없다는 것이 아니다. 잘못된 상태에서도 스스로 복원시키는 힘이 있다는 것을 의미한다. 우리 몸은 언제나 퇴화와 회복을 반복한다. 하루 중에도 그렇고 일 년 중에도 그렇다. 다만 사람이 자기 몸의 미세한 반응을 알아차릴 만큼 제대로 관찰하지 않을 뿐이다. 모든 신경이 바깥으로 향해 있으니 자기 몸의 미세한 변화를 알아차리지 못하고 병을 키우는 것이다.

감기도 밖에서 들어오는 '외감기'와 몸 안에서 일어나는 '내감기'가 있다. '외감기'에도 두 가지가 있는데, 그중 하나는 주로 목뼈 가장 아래, 등뼈 중 가장 위에 솟아있는 흉추 1~2번 사이 좌우 구멍으로 들어온다.

그러고 나서 쇄골을 따라 편도선에 이르러 증상을 드러낸다. 다른 하나는 콧물감기인데, 이는 외부의 감기바이러스에 감염되어 편도선을 거쳐 비장과 위장이 손상되어 일어난다. 그러므로 가래 감기와 콧물감기는 같은 기침감기라도 처방이 전혀 다르다.

오장육부의 기능이 떨어져서 생기는 '내감기'는 몸 안에서 병이 생길 때 일어나는 면역반응이므로 아무런 낌새를 알아차릴 수 없다. 한기를 느끼지도 않았는데 어느 날 갑자기 기침이 나고 가래가 끓기 시작한다. 이것은 뼈마디나 콩팥, 방광 계통이 약해져서 병이 생길 때 알려주는 신호로서, 평소 '매핵기'를 자주 앓는 사람에게서 나타난다. 매핵기는 목 안에 늘 가래가 끼는 증상인데, 가벼운 건 췌관이나 십이지장에서 올라오고 중증은 배꼽 아래에서 올라온다. 저절로 생기므로 막을 방도가 없다.

아이가 감기에 걸리면 병원에 가서 항생제 처방을 받는 경우가 많다. 이는 엄마의 직무 유기다. 거담제祛痰劑는 가래를 근본적으로 치유하는 것이 아니라 가래가 나오는 것을 틀어막는 약이다. 나와야 할 가래를 억지로 막으면 어떻게 되겠는가. 대개 양약이라는 것이 이런 원리로 작용한다. 늦가을 환절기에 오는 감기는 주로 기침감기다. 단식 중에 이런 감기에 걸리면 기침을 하다가 목이 따끔거리면서 점차 가래가 생긴다.

감기에 걸리면 유근피(느릅나무 뿌리껍질)를 구입하여 귤껍질, 대추, 생강 등을 넣고 함께 푹 끓인 다음 한 번에 한 대접 마시고 자면 된다. 열이 나면 감기가 깊어진 것이므로 좀 더 오랫동안 유근피차를 마시도록 한다. 가래는 없는데 콧물이 나오면서 편도선이 붓는 콧물감기에는 우엉차나 마차, 칡차가 도움이 된다. 물론 따뜻하게 마셔야 한다.

림프와
호르몬 청소 ────────────

'지라(비장이라고도 부른다)'는 우리 몸에서 가장 중요한 림프 기관으로 전신 림프의 약 25%를 차지한다고 알려져 있다. 백혈구는 골수에서 만들어져 림프샘에 가서 성숙기를 거친 다음, 전신 림프샘을 따라 몸에 침범한 적을 격퇴한다. 그 과정에서 부상한 백혈구를 치료하여 다시 전장에 내보내거나 죽은 백혈구를 밖으로 배출하는 것이 지라의 주된 역할이다.

코로나 백신으로 인한 아나필락시스anaphylaxis 사례 중에 백혈병이 더러 있는데, 이는 백신이 어떤 이유로 지라를 공격했고 그 사람의 지라 기능이 약해 백신을 물리치지 못했기 때문이다. 코로나 백신이 가끔 췌장에 가서 문제를 일으키기도 한다. 간경화나 간성 혼수가 나타나는 것으로 보아, 백신이 바로 간이나 쓸개를 공격했다기보다 췌장을 거쳐 공격했을 가능성이 크다고 판단된다.

면역에 관해서라면 지라 외에도 전신에 퍼져 있는 림프샘을 빼놓을 수 없다. 림프액은 알칼리성을 띤 황색 액체로 우리 몸에 상처가 났을 때 피와 함께 나오는 노란 진물을 떠올리면 된다. 이는 혈액이 운반하지 못하는 커다란 지방과 단백질 덩어리를 림프샘으로 이동시키는 일을 한다고 알려져 있다. 림프샘은 림프액이 흐르는 마디인데, 보통 우리 몸에는 500~600개 정도의 림프샘이 있는 것으로 알려져 있다.

림프샘이 가장 많이 분포하고 있는 곳은 복부, 사타구니, 오금이다. 또 목과 겨드랑이에도 많이 있다. 각종 백혈구가 모여 있어 이물질 및 염증, 종양 등에 대하여 면역작용을 하는 면역기관이다. 복부비만이 생기면 목이 굵어지는 것은 복부와 목의 림프샘이 동시에 막혔기 때문이다. 우리 몸은 이같이 공명共鳴하고 공생한다. 몸의 어느 한 곳만 막히는 일은 없다. 발생 단계에서 원래 하나였기 때문이다.

복부나 사타구니 림프샘이 막힐 정도면 당연히 목과 가슴, 겨드랑이 림프샘도 막힌다. 따라서 사타구니와 오금의 림프샘이 막힌 하체 비만은 겨드랑이 림프샘도 막혀서 부유방이 생기기도 한다. 림프는 백혈구의 서식처이지만 호르몬의 이동 경로이기도 하다. 림프가 막히면 갑상샘이나 유선 등 호르몬 분비기관에서도 염증이나 종양이 발견되는 이유다.

과학은 호르몬이 몇 가지나 되는지에 대해 논쟁하지만, 섭리는 호르몬이 피와 신경을 이어주는 아주 독특한 존재라는 사실에 더 관심을 가진다. 호르몬 결핍이 신경을 곤두서게 하거나 잠을 못 자게 하고 혈압과 혈당을 엉망으로 만드는 이유는 호르몬이 피와 신경의 속성을 공유하고 있기 때문이다. 호르몬은 생식 작용을 하고 야생동물의 포악함과 초식동물의 유순함을 결정짓는 역할도 한다. 요즘 림프 마사지를 즐기는 사람이 늘고 있는데, 림프를 청소하고 싶다면 단식이 가장 빠르고 효과적이다.

부신 호르몬에 주목하자 ————————

불면증은 단식에서 가장 골치 아픈 증상이다. 단지 잠을 못 잔다고 해서 불면증은 아니다. 밤에 못 자고 낮에 자는 것, 밤에 자다가 여러 번 깨서 다시 잠자기 힘든 것도 불면증이다. 밤에는 혈압이 떨어져서 평온한 상태로 잠들어야 하는데, 거꾸로 혈압이 올라가면 잠을 이루지 못한다. 잠을 푹 못 자니 호르몬 분비에도 장애가 생기고 혈압도 문제가 된다. 호르몬 자체가 혈압과 깊이 관련되어 있다.

혈압 조절에 직접 관여하는 호르몬이 부신에서 분비되는 '염분 코르티코이드'이다. 부신에서는 당질 코르티코이드(스테로이드의 일종인 코르티솔 Cortisol로 스트레스 저항 호르몬이다)도 분비되는데, 우리 몸의 혈당을 조절하는 역할을 한다. 성호르몬 역시 부신에서 분비된다. 부신이 호르몬 분비의 종합 통제소인 셈이다.

여기서 코르티솔 호르몬에 대해 짚고 넘어가야 한다. 코르티솔이 자주 분비된다는 것은 스트레스를 많이 받는다는 뜻이다. 스트레스가 많을수록 코르티솔 대사가 빈번하게 진행되는데, 코르티솔 대사 후에 남는 것이 콜레스테롤이다. 스트레스를 많이 받으면 콜레스테롤이 더 많이 생기므로, 혈전을 비롯해 심혈관계 질환이 생기기 쉽다. 그러니 부신이 우리 건강에 미치는 영향이 얼마나 막대한지 알 수 있다.

우리의 몸을 산천山川에 비유하자면, 신장은 저수지의 수문水門과 같다. 수문을 관리하지 않고 오랫동안 방치하면 녹이 슨다. 즉 여닫는 기능을 하지 못해 물이 정체된다. 더러는 농약을 비롯한 각종 화학 제품을 저수지에 버리기 때문이기도 하다. 이렇게 수질이 나빠지는 것을 산성화되었다고 하거나 독성물질에 오염되었다고 표현한다. 몸이 오염된다는 것은 먼저 피가 오염된 것이고, 피가 오염되면 신장의 사구체 기능이 항진되어 제 역할을 못 하게 된다. 저수지의 수문이 막힌 것이다.

이렇게 해서 신장 기능이 나빠지면 몸이 붓기 시작하는데, 마치 살이 찌는 것처럼 보이기 때문에 이를 비만肥滿이라 부른다. 하지만 엄밀히 말해서 이런 증상은 비만처럼 보이는 전신 부종이다. 단식은 몸을 따뜻하게 하면서 동시에 전신 부종을 풀어주고 신진대사를 촉진하는 작용을 한다. 다양한 통증이나 병증이 단식을 통해 해소되는 이유가 바로 이와 같다. 단식을 통해 신장 기능이 좋아지면 방광 기능이 회복되고, 장 기능과 림프샘 기능이 놀라울 만큼 빠르게 회복된다.

갑상샘에서는 티록신이라는 호르몬이 분비된다. 티록신의 분비가 줄어들면 세포 내 산소 공급량이 감소해서 우리 몸에 산화 현상이 일어나고 체온도 낮아진다. 이것을 '갑상샘 기능 저하증'이라 부른다. 반면 티록신이 너무 많이 분비되면 몸의 신진대사가 지나치게 빨라지게 되는데 이것을 '갑상선 기능 항진증'이라 한다. 어릴 때 갑상선 기능 저하증이 생기면 발육이 늦어지거나 지적 장애가 생기고, 어른이 되어 생기면 전신 부종이 생긴다.

갑상샘 기능이 떨어지면 체온이 낮아져서 손발이 차고, 겨울이면 방에만 틀어박혀 있으려고 한다. 반대로 갑상선 기능 항진증은 가슴이 두근거리고, 땀을 많이 흘리거나 더위를 못 참게 되며, 불면증이 심해진다. 필자는 단식 지도를 할 때 갑상샘 문제를 부신에 부속된 문제로 보고 부신 기능을 강화하는 방식으로 진행하는데 대체로 좋은 성과가 있었다.

요실금 기저귀를 버려라

단식은 호르몬에만 영향을 주는 것이 아니라 다양한 장부에 직간접적으로 막대한 영향을 끼친다. 요실금도 단식으로 좋아진다. 요실금이란 갱년기 이후 여성이나 출산을 한 여성들이 많이 겪는 증상인데, 괄약근이 약해서 소변을 참지 못하거나 기침하다가도 소변을 저리는 현상이다. 괄약근은 우리 몸 안에 있는 '내근육'의 하나다. 여기서 근육에 관한 얘기를 해보자.

근육이 무슨 고깃덩어리라고 생각하거나 뼈를 받쳐주는 지게 작대기 같은 역할로 보는 사람들이 있다. 하지만 근육도 살아있는 몸이고 신경으로 연결되어 있다는 사실을 망각해서는 안 된다. 즉, 피가 돌지 않으면 근육도 약해진다. 이것을 운동만으로 고치기에는 한계가 있다. 요실금 치유에 있어서도 혈액순환이나 신진대사 같은 몸속 수분의 흐름이 중요한 것이다.

단식을 통해 막힌 혈관을 청소하고, 오염된 혈액을 정화하고, 신경을 깨끗하게 정리해두면 근육은 저절로 회복되고 요실금도 사라진다. 대개 단식 7일 전후로 요실금이 사라지는데, 성인용 기저귀 같은 것을 왜 사는지 모르겠다. 치매 노인이 사용하는 거야 어쩔 수 없겠지만, 60세 전후의 나이에 성인용 기저귀를 하는 것은 문제가 있다고 생각한다.

단식은
성격도 바꾼다 ─────────

혈액형은 성격 유형을 유추할 수 있는 하나의 변수이다. 경험적으로 단식을 하기 어려운 유형이 B형 여성이다. O형 여성은 단식을 잘하는 편이다. B형 중에서도 BB형과 BO형이 조금 다르다. BB형은 단식을 잘하다가도 뭔가 기분이 나쁘거나 먹을 게 보이면 일단 먹는 쪽을 선택한다.

물론 다 그렇다는 것은 아니다. 성격을 결정짓는 데는 혈액형 말고도 여러 변수가 관여하기 때문이다. 그중 하나가 호흡이다. 몸 안을 드나드는 공기의 양이 많아지거나 호흡의 길이가 길어지면 성격이 바뀌게 된다. 호흡이 생체 전기를 만들기 때문이다. 결국 사람의 성격은 피와 공기에 따라 결정된다는 것이 필자의 견해다. 물론 가정이나 집단의 환경도 영향을 미친다. 그러나 그 성장 환경 역시 그 사람의 피와 호흡에 영향을 주므로 여기서는 논외로 하자.

성격이 급하거나 변덕이 심한 사람은 대체로 단식의 효과가 떨어지거나 중도 포기하는 경우가 많다. 자신의 한계를 극복하여 끝까지 정진하는 경우에는 오히려 단식을 통해 성격을 바꿀 수 있다. 실제로 필자는 이런 경우를 여럿 보았다. '사람은 쉽게 변하지 않는다'라는 말이 있다. 맞는 말이다. 그래서 명상단식을 하는 것이다. 사람의 성격뿐 아니라 정신 자체를 바꾸기 위해서다.

몸의 특정 장부도 단식에 영향을 미친다. 특히 비위 기능이 약한지 강한지에 따라 쉽게 단식할 수도 있고 그렇지 못할 수도 있다. 비위가 약하다는 것은 비장과 위장이 약하다는 것이다. 비장은 영양분을 흡수하고, 위장은 음식을 분해한다. 둘은 같은 듯 다르다. 그런데 자신은 소화를 잘하니까 비위가 튼튼하다고 착각하는 경우가 많다. 소화를 잘한다면 위장이 튼튼하다는 것이다. 소화엔 문제가 없는데 전반적인 면역력이 약하거나 살이 찌지 않으면 비장이 약한 것이다. 이런 사람은 심장도 약해서 단식할 때 의심이 많고 공연한 불안에 시달려 중도에 포기하게 된다.

CHAPTER 10

노화는 숙명이 아니다

노화의 열쇠,
호르몬 ──────────

우리는 갱년기 장애라는 말을 흔하게 듣는다. 여성의 경우, 폐경과 함께 호르몬 교란이 일어나는 시기를 통칭해서 쓰는 말이다. 이는 내분비계에서 분비하는 호르몬으로 인해 생기는 증상이다. 결론적으로 말하자면, 호르몬은 과학이 주장하듯이 뇌하수체에서 만들어지는 것이 아니다. 필자는 부신에서 생산되어 생식기를 거쳐 전신에 공급되는 것으로 본다.

부신은 신장 위에 붙어 있는데 삼각형 모양의 고깔모자처럼 생겼다. 신장은 사구체라는 필터가 있어서 피를 걸러내고 재활용하는 역할을 한다. 부신은 신장에 부속된 작은 기관이라는 것이 그동안의 통념이었다. 하지만 부신은 신장에 딸린 부속이 아니라 신장을 움직이는 주인일 수 있다.

· 호르몬의 종합 통제소, 부신 ·

섭리의 관점에서 보자면, 부신은 스테로이드라는 호르몬을 생산하고 이를 이용하여 우리 몸의 구석구석을 길들인다. 알다시피 스테로이드 호르몬은 염증이나 병원균으로부터 몸이 스트레스를 받았을 때 다른 기능을 억제하여 통증을 줄이는 역할을 한다. 병원에서 처방하는 스테로

이드 주사제나 먹는 스테로이드제, 바르는 스테로이드 연고 등은 인공
적으로 만든 것이라 골다공증이나 혈당 상승 등의 부작용을 일으킨다.
하지만 부신에서 분비하는 스테로이드는 그런 부작용이 없다.

스테로이드 호르몬은 부신의 피질(겉질)에서 나오는 호르몬을 통칭한
다. 이 외에도 부신 피질에서는 코르티솔이라는 호르몬을 분비한다. 코
르티솔은 혈당과 면역, 혈압을 조절한다. 부신의 수질(속질)에서 나오는
아드레날린 호르몬은 피를 멈추게 하고 혈당이나 혈압을 높여 교감신
경을 자극한다. 교감신경은 활동성을 높이는 신경이다. 낮에 활동하려
면 아드레날린을 통해 혈압을 높여야 하고, 밤에 잠을 자려면 노르아드
레날린을 분비하여 혈압을 낮춰야 한다. 부신에서 나오는 호르몬이 활
동과 수면, 스트레스, 혈당에 모두 직접적인 영향을 주기 때문에 섭리는
부신을 가장 중요한 내분비계로 본다. 반면, 과학은 뇌하수체가 호르몬
을 분비한다고 주장하고 있다.

섭리와 과학의 대비되는 주장을 자세히 살펴보자. 우리 몸에서 생산
공장의 역할을 하는 부위가 어디인지 알면 간단하다. 인체를 머리, 몸
통, 어깨, 팔, 엉덩이, 다리로 나눴을 때 생산 기능을 갖고 있는 부위는
몸통뿐이다. 뇌는 뭔가를 만드는 공장이 아니라 몸통이 만든 것을 소비
해서 생각이니 인식이니 반응이니 하는 걸 일으키는 전구와 같다. 전구
는 발전기에서 만들어진 에너지로 불을 밝히는 역할을 한다. 그러니 발
전기는 몸통 안에 있는 오장육부가 전부다.

나머지 팔다리나 뇌는 모두 에너지를 소비하여 신체활동을 하거나 연산, 추리, 판단, 분석을 한다. 그러므로 뇌하수체가 생산 공장일 리가 없고, 공장도 없는 곳에서 호르몬이 만들어질 리도 없다. 이제 뇌는 소비하는 곳이지 생산하는 곳이 아니라는 사실만은 명확하게 이해하길 바란다.

· 노화 속도를 결정하는 호르몬 ·

호르몬은 부신에서 생산되어 생식기로 이동한 다음 성숙하는 과정을 거쳐, 정소에서 테스토스테론이라는 남성호르몬을 분비하고 난소에서는 에스트로젠이라는 여성호르몬을 분비한다. 과학은 부신에서도 일부 성호르몬을 분비한다는 사실을 밝혔는데, 이는 부신이 호르몬 생산 공장이라는 섭리를 다시 한번 입증한 셈이다.

중요한 문제라서 좀 더 깊이 들어가 보겠다. 췌장에서는 인슐린이라는 호르몬을 분비해서 혈당 조절에 관여하는데, 과학은 부신도 코르티솔 호르몬으로 혈당에 관여한다고 밝힌 바 있다.

즉, 부신에서 분비된 호르몬이 난소와 정소에서 성숙하여 췌장에서는 인슐린, 앞가슴 나비 모양의 흉선에서는 흉선 호르몬(T-세포 등 면역 세포 발생에 관여한다), 목 아랫부분의 갑상샘에서는 갑상샘 호르몬으로 바뀌고, 여성의 유방에서 옥시토신으로 바뀌어 젖 분비를 촉진하다가 뇌하수체에 이르러 전엽에서 프로락틴, 후엽에서 바소프레신을 분비하는 과정을 거친다.

이제 호르몬이 노화를 앞당길 수도 있고 늦출 수도 있다는 사실을 이해할 것이다. 노년기에 만족스러운 성생활이 필요한 이유도 알았을 것이다. 더불어 갱년기에 자주 겪는 불면증, 갑상샘 기능 항진증 및 저하증, 고혈압, 당뇨병 등도 섭리로서 충분히 이해할 수 있다.

성호르몬의 신비와
노년의 성생활 ───────────

나이가 들었다고 성욕을 부끄러워할 일이 아니다. 오히려 적극적으로 성생활을 즐기는 것이 여러모로 좋다. 모든 호르몬의 원천은 성호르몬이니 남자든 여자든 성생활을 통해 활력을 찾을 수 있고, 무엇보다 평소 운동으로는 움직이기 힘든 불수의근을 강화하는 데 효과가 있다.

다만, 남자는 사정하는 것을 피해야 한다. 나이 들어서 사정을 자주 하면 당뇨병 위험이 올라가는 부작용도 문제이지만, 남자의 호르몬을 줄여서 수명을 줄이고 근감소증을 유발하기 때문이다. 사정하지 않으면 성행위가 아니라는 믿음을 버려야 한다. 사정하지 않으면 오히려 활력이 넘치고 무병장수하는 지름길이다. 돈 한 푼 들이지 않고 만병을 고치는 길이 남녀에게 숨겨져 있다.

· 호르몬은 오직 성호르몬뿐? ·

성호르몬이 림프샘을 따라 유선을 자극하면 모유가 많이 나온다. 행복하기 때문이다. 필자는 개인적으로 온몸의 림프를 자극하는 호르몬은 성호르몬일지 모른다고 생각한다. 몸이 자라고 덩치가 늘어나도록 돕는 성장 호르몬도 성호르몬의 변형이라고 주장하는 의학자들이 있다. 필자는 그 주장이 섭리에 훨씬 가깝다고 여긴다.

앞에서 언급한 세로토닌이니 도파민이니 하는 호르몬이나 갑상샘 호르몬이니 난포 자극 호르몬이니 하는 것들도 마찬가지다. 성호르몬이 충분히 분비되어 뇌에서 각성이 일어나면 도파민이 되고, 성호르몬이 뇌를 평온하게 만들면 세로토닌이 되는 건 아닐까? 사실 '호르몬은 오직 성호르몬뿐'이라고 주장하는 사람도 나타나기 시작했다.

성性은 몸의 영역에 속하지만 동시에 사랑이라는 마음의 영역에도 속한다. 그래서 사랑이 공유되지 않으면 성관계도 오래가기 힘들다. 아무리 좋은 성적 쾌락도 사랑이라는 마음의 바큇살로 이어져 있지 않으면 굴러가지 않는다. 마찬가지로, 사랑하는 연인을 바라보는 것만으로도 행복감을 느끼는 사람일지라도 성적 만족이라는 바큇살로 고정되지 않으면 얼마 가지 못하고 멈춘다.

사랑은 받지 못하면 줄어든다. 사랑과 성은 몸과 마음이라는 동전의 양면이고 음양의 본질이다. 사랑을 주기만 하고 받지 못하면 마음에 병이 생기고, 사랑을 받기만 하고 주지 못하면 그 사랑이 떠남으로써 몸에 병이 생긴다. 주는 사랑은 받음으로써 더 확장되고, 받은 사랑은 줌으로써 상대의 사랑을 더 풍요롭게 한다.

마음의 이런 속성은 몸으로 나타나는 성관계에서도 마찬가지다. 젊은 시절에는 대부분 충동적으로 성관계를 하게 되는데, 그러다 보니 잘못된 성 인식을 갖고 평생을 살다가 죽는다. 남자들이 여자를 성적 만족의 대상으로 여기는 건 이런 잘못된 인식이 뿌리 깊이 박혀 있기 때문이다. 심지어 여자조차도 자신의 성적 권리를 인식하지 못한 채 남자를 만족시키는 것이 자신의 의무라고 여기기도 한다.

· 불수의근을 강화하는 복식호흡 ·

필자는 앞에서 우리 몸에 네 개의 근육이 있다고 했다. 하나는 바깥 근육이고, 하나는 속 근육이다. 또 하나는 발가락과 손가락에서 시작하는 더 깊은 속 근육이고, 나머지 하나가 생식기에서 시작하는 근육이다. 앞서 수의근과 불수의근은 따로 없으며, 사람이 근육을 움직이는 방법을 모를 뿐이라고 지적했다. 즉, 내장 근육인 불수의근은 발가락과 손가락 힘을 키워야 발달한다. 그 외의 방법은 호흡뿐이다.

손가락, 발가락 근육과 관련해서 섭리는 아기가 기어 다니다가 어느 날 갑자기 일어선 과정을 보라고 가리킨다. 물론 연골이 경골로 변한 것도 두 발로 서게 된 이유이지만, 기본적으로 발가락에 힘이 생겼기 때문이다. 손가락에 힘이 생겨서 머리를 들 수 있었던 것과 마찬가지다. 그러니 수직의 코어 근육과 수평의 코어 근육을 잊으면 안 된다. 이런 근육이 망가지면 발바닥에서 지열로 모은 전기가 수직으로 몸을 뚫고 올라와 한순간에 온몸의 기능을 정지시킨다. 이것이 반신불수니 편마비니 하는 증상이다.

내장의 불수의근을 강화하는 방법으로는 생식기 근육 외에도 호흡에 따른 평활근을 움직이는 것이다. 복식호흡은 내장을 운동시키는 데 안성맞춤이다. 횡격막을 벌렸다 오므렸다 하면서 배 안에 있는 많은 장부를 움직이면 장막이나 장벽 그리고 각각의 내장들을 구분하는 근육들이 발달하여 최상의 면역 상태를 유지하게 된다.

복식호흡으로 들숨에 힘을 가함으로써, 인간은 동물과 대비되는 최고의 지구력을 가지게 된다. 고대인들이 사냥할 때 주로 쓰던 기능은 팔과 손가락으로 돌을 던져 명중시키는 능력과 사냥감이 지칠 때까지 쫓아가는 지구력이었다.

몸과 달리 마음은 늙거나 죽지 않는다. 치매는 몸의 근육과 감각수용체, 그리고 뇌라는 신체 일부가 늙어가면서 일으키는 몸의 인지기능 퇴화일 뿐, 마음과는 전혀 다르다. 마음을 담고 있는 그릇이 퇴화하면서 나타나는 몸의 반응을 보고 마음이 늙어간다고 판단하면 안 된다.

몸은 자연의 섭리를 따르므로 나이 들고 늙고 병들지만, 마음은 신의 섭리를 따르므로 늙지도 병들지도 죽지도 않는다. 다만, 마음은 상처 입는다. 하지만 그것은 병이 아니다. 병은 죽음으로 귀결되지만, 마음이 상처 입었다고 죽지는 않기 때문이다. 상처는 빠르게 회복한다. 특히 마음의 상처는 자기의 반쪽을 응시하는 것만으로도 순간적으로 완치된다는 것이 특징이다.

노인의 체력 ——————

노인의 체력을 측정할 때에도 20대 젊은이의 체력을 기준으로 삼는다. 그런 기준이라면 세 살배기 아이는 모두 장애인이 된다. 다행히 아이들에겐 그 수준에 맞는 건강 측정법이 마련되어 있지만, 노인을 대상으로는 청년에 비해 운동 횟수나 강도를 줄여서 노인체육의 기준으로 삼고 있다. 이것은 정말 어이없는 일이다.

건강한 노인에게는 그 나이에 맞는 건강의 척도가 있어야 한다. 20대와 비교해서 건강하다고 말하는 것은 어불성설이다. 특별한 경우가 아니면 노인에게서 순발력 평가는 큰 의미가 없다. 오히려 수명을 단축하는 척도일 뿐이다. 그보다는 지구력 평가나 균형감각이 더 중요하다. 무엇보다 손가락과 발가락 근육을 측정하여 일상적으로 관리할 필요가 있다.

노인에게는 노인에게 맞는 체력이 있다. 노인이 젊은이와 같은 체력을 가지고 있다고 해서 건강한 것은 아니다. 젊은이가 침을 흘리면 건강에 문제가 있지만, 노인이 침을 흘리면 소화력이 왕성하다는 뜻이다. 노인의 체력이 퇴보하는 중요한 지표 중 하나는 스스로 앉았다가 일어서기를 힘들어한다는 사실이다. 근감소증이 가장 큰 원인이지만, 그중에서도 특히 광배근과 대퇴근, 대둔근, 종아리 근육의 영향이 크다. 물론 요방형근이나 장요근, 햄스트링 등 관여하는 근육이 많지만, 대략 네 가지 근육이 부실하면 혼자 앉았다 일어서기 어려워한다.

그래서 지팡이나 보행기 같은 복지 용구를 지원하고 있는데, 힘들어도 혼자 팔로 바닥을 짚고 일어나는 사람과 지팡이나 의자에 의존하여 일어나는 사람의 장래는 크게 달라진다. 그러니 힘들어도 스스로 앉았다 일어서는 게 좋다. 최근 노인들의 등이 튀어나오거나 허리 통증을 유발하는 원인으로 지나친 보행기 사용이 대두되고 있다. 국가가 복지 용구로 지원하는 것이야 탓할 수 없으나, 복지 용구를 선택하는 건 대체로 자녀들이다. 나는 개인적으로 보행 보조기나 실내 워커를 사용하지 말 것을 권한다. 그럴 바에는 전동휠체어나 전동스쿠터가 오히려 낫다.

보행 보조기나 실내 워커를 사용하려면 어깨를 안으로 모아 중심을 잡아야 하고, 발은 역 8자로 벌려서 하체 중심을 잡아야 하는데, 이 자세가 심각한 다리근육의 손상을 일으키기 때문이다. 또 하나 엉덩이 근육은 걸을 때 가장 중요한 근육이다. 허리와 연결되어 있어 낙상에 직접 영향을 끼치고, 허리디스크를 유발하기도 한다. 대퇴근은 허벅지 앞쪽 근육으로 앉았다 일어날 때 가장 많이 사용한다. 종아리 근육은 '제2의 심장'이라고도 불리는데, 이 근육이 아킬레스건에 의해 무릎과 연결되어 힘을 쓰는 것이다. 하지정맥류가 있으면 종아리 근육이 약해지며, 기립성저혈압으로 갑작스러운 낙상을 일으키기도 한다.

기립성저혈압은 앉거나 누운 상태에서 일어설 때 눈앞이 흐려지고 어지러운 증상이다. 정맥의 혈압이 떨어져서 생기는 것으로 심한 경우 의식을 잃을 수 있고, 낙상으로 심각한 부상이 발생할 수 있다. 앉았다가 일어서기 힘들면 벽에 등을 기대어 서서히 앉거나 일어서는 훈련이 도움 된다. 손으로 무엇인가를 짚으면 우리 몸은 좌우 균형 발달에 지장을 초래해서 점점 기능이 떨어지게 된다. 따라서 벽에 등을 기대더라도 스스로 근육을 단련하거나 유지하려는 노력이 중요하다. 종아리 근육이 약해져서 서 있기 힘들어하거나 한쪽으로 자꾸 기울어질 때는 벽에 손을 대고 발뒤꿈치를 올렸다가 내리거나 뒤꿈치를 들고 서 있는 훈련을 하는 것이 좋다.

말초 근육을 키우는 운동 ─────────

복지 용구는 장애인이나 노인처럼 직립보행이 어려운 사람의 인권과 자존감을 유지하는 데 큰 도움이 된다. 또 혼자서 목욕을 못 하거나 식사를 하기 힘들 경우 몸을 씻기거나 밥을 먹여주는 일은 생존에 필수적이다. 하지만 신체 기능 회복이라는 관점에서만 보자면, 바로 이 점이 노인 기능 회복을 가로막는 가장 큰 장애가 되고 있다.

도시에서 막내딸과 함께 사는 93세 노인이 자전거를 타고 홀몸 어르신에게 반찬을 나눠주는 공공근로를 하고 안경 없이 신문을 읽는 것을 보았다. 하지만 어느 요양원에서는 80세 노인이 스스로 몸을 일으키지 못해 늘 누워있다가 욕창에 시달리고, 요양보호사는 그분에게 필요한 운동을 지도할 수 없다며 안타까워하기도 한다.

노인이 침대에 누웠다가 일어나지 못하는 이유는 배에 힘이 없기 때문이다. 뱃심이 없는 이유는 배가 차가워졌기 때문이다. 그런 사람에게 체위 변경만 해주면 누워서 돌아가시란 얘기와 다를 바 없다. 그보다는 혼자 움직일 수 있을 때 누워서 다리를 들고 움직이거나 윗몸일으키기를 통해 뱃심을 기르는 게 필요하다.

· 말초 근육이 가장 중요하다 ·

나이 들어 어쩔 수 없다는 생각이 노화를 일으킨다. 생각을 바꾸는 게 최우선이다. 나이가 들어서 생긴 증상이라고 해서 모두 노화라 단정하는 건 어리석은 일이다. 노화의 시작은 근육 감소다. 그러므로 노화를 회복하는 마지막 출구도 근육이다. 근육은 힘줄이 튼튼해야 회복되고, 모든 힘줄은 말초 근육을 움직여야 강해진다. 말초 근육의 대표적인 것이 손가락 마디 근육과 발가락 마디 근육이다. 손가락은 좌우 균형을 바로잡고 심장과 폐를 튼튼하게 한다. 발가락은 생식기와 소화기를 튼튼하게 하고 간과 콩팥을 회복하는 근육이다.

두 말초 근육이 목에서 만나 흉쇄유돌근과 사각근을 따라 머리로 올라가는데, 발가락에서 올라온 힘은 뒤통수로 가므로 발가락이 약하면 뇌졸중을 일으킨다. 손가락이 약하면 얼굴 측면에 점이나 혹이 생기면서 치매를 유발하므로 평소에 손가락 발가락 관리에 유념해야 한다.

· 발가락 운동, 손가락 운동 ·

필자는 평소 발가락 힘을 키우는 방법으로 산에서 맨발 걷기를 추천하는데, 넓은 공터에 야자수 매트를 깔고 오르막과 내리막을 만들어 걸어도 비슷한 효과가 있다. 암벽 등반은 손가락 힘을 키우기에 적합하지만, 노인들의 낙상 위험이 있으므로 45도 정도 기울기로 장애물을 설치하여 암벽 등반을 하면 좋다.

아기가 손바닥을 짚으면서 기는 건 손가락 신경을 자극하여 가슴 근육과 뇌를 발달시키는 효과가 있다. 손가락을 거쳐 손목과 팔로 연결되는 수평적 기운은 대체로 심장과 폐를 튼튼하게 하고 뇌 기능을 촉진하는 데 도움이 된다. 반면, 발가락은 발목과 다리를 거쳐 생식기와 신장, 간, 비위 등 뱃속의 장부를 튼튼하게 하는 효과가 있다. 즉, 수직적 기운이 목을 거쳐 뇌에 이른다.

좌측 다리로 올라간 전기는 심장을 치면서 뇌졸중을 일으킨다. 우측 다리를 거쳐 올라간 전기는 간을 치고 뇌졸중을 일으킨다. 좌측 뇌 질환은 편마비 후 기능 회복이 어렵고 발작이 심하다. 우측 뇌 질환은 편마비가 있더라도 회복할 수 있고 발작도 거의 없다. 생식기를 거쳐 중간으로 올라간 전기는 비위를 쳐서 혀를 꼬부리므로 말을 못 하게 되거나 어눌해진다. 이렇게 해서 거동이 불편해진 노인은 물속에서 수압으로 지탱하면서 운동하는 게 효과적이다.

평소 경도 치매가 있다면 암벽 모양의 구조물을 설치하여 손가락으로 잡고 오르는 연습을 하면 좋다. 치매는 손가락 근육과 관련이 있기 때문인데, 예로부터 노인들이 손가락에 호두를 잡고 주무르는 것은 바로 손가락 근육을 단련하기 위함이다.

· 복부, 허리 근육 강화 운동 ·

노인이 허리가 아프거나 꼬부랑 체형이라면 골반과 허리 근육이 약한 탓이다. 누워서 다리를 들고 가슴까지 올렸다 내리는 노 젓기 훈련을 하는 것만으로도 체형을 바로 세우거나 허리 통증을 줄일 수 있다.

60대 정도로 아직 체력 운동이 가능한 나이라면 AB 슬라이드라는 기구를 이용하여 무릎을 땅에 대고 밀었다 당기는 운동을 추천한다. 익숙해져서 복부와 허리 근육이 탄탄해지면 무릎을 바닥에서 들어 올려 전신의 힘으로 슬라이드를 밀고 당길 수 있다. 다만, 체력이 떨어진 노년이라면 무릎을 바닥에 대고 AB 슬라이드를 밀고 당기도록 권한다.

팔 근육을 강화하려면 양손에 같은 무게의 아령을 들고 번갈아 가면서 올렸다 내리기를 반복하면 된다. 이때 주의할 점은 아령을 들었다 내리는 팔의 반대 손바닥에도 같은 무게의 아령이 들려 있어야 한다는 점이다. 양팔이 같은 저항을 하지 않으면 별 효과가 없다. 또 하나 집에서 간단히 할 수 있는 운동은 줄을 걸어 놓고 당겼다 풀어주는 훈련이다. 이 훈련은 승모근과 광배근을 탄탄하게 하여 팔 힘을 강하게 할 뿐 아니라 어깨와 팔을 견고하게 이어서 회전근개 파열을 예방하는 효과가 있다.

치매와 목 근육의
관계 ————————

목 근육이 약해지면 귀 주변의 근육과 어금니 근육도 약해지면서 씹는 기능과 듣는 기능에 문제가 생긴다. 가장 중요한 근육은 교근이라 불리는 어금니 근육이다. 목의 흉쇄유돌근과 두

판상근, 견갑거근은 듣는 기능이나 보는 기능에 문제를 일으키는데, 아침저녁에 손가락으로 마사지만 해도 머리가 시원해지고 치매를 예방한다. 듣는 기능의 문제로는 난청이나 이석증이 있다. 이런 병은 목 근육과 귀 주변 근육을 자주 마사지하고 손가락 힘을 키우면 회복된다.

· 청각장애와 치매 ·

가끔 이명증을 호소하는 분도 있는데, 이명증은 듣는 기능의 문제가 아니라 신경질환으로 봐야 한다. 노인들은 나이가 들어서 귀가 어두워진다고 생각하는데, 나이의 많고 적음이 아니라 귀 주변의 근육과 신경에 따라 난청이 오는 연령대가 다르다. 뭐든 나이 들어서 그렇다는 식으로 생각해서는 안 된다. 생각대로 이루어지기 때문이다. 귀가 잘 들리지 않으면 자신의 목소리도 점점 커진다. 이런 일이 반복되면 상대방과 의사소통이 어려워지고 인간관계가 단절되면서 노인성 우울증에 시달린다. 이는 가족도 알아차리기 어려울 만큼 서서히 진행되는 것이 특징이다.

난청은 듣는 기능의 문제로 끝나는 것이 아니라 치매를 유발할 위험도 높인다. 손가락 힘이 약하면 난청만 오는 게 아니라 치매도 빨리 온다. 경도 난청이 있으면 치매가 생길 확률이 2배가 된다고 한다. 중등도 난청이면 약 3배, 고도 난청은 거의 5배 정도 치매 발생률이 높다고 한다. 귀가 잘 들리지 않는 경우 대부분 보청기를 사용하는데, 보청기에 의존하다 보면 청력을 유지하려는 몸의 자발적 동기를 없애므로 기능 회복에는 해롭다는 게 섭리의 관점이다.

하지만 의사소통이 안 되어 발생하는 사회적 고립감과 우울증의 위험성을 생각하면 보청기의 긍정적인 측면도 무시할 수 없다. 달팽이관 이식 수술을 하는 분들도 있는데, 청각장애로 인해 인지기능에 문제가 생기거나 우울증으로 고생하는 노인이라면 검토할 필요가 있다. 과학과 기술의 결합으로 만들어진 복지 용구를 굳이 마다할 이유는 없으나, 우리 신체가 원래 가지고 있는 자발적 회복력을 북돋우려는 섭리도 참고해서 종합적으로 판단하길 바란다.

노인을 돌보는 자녀라면 알아야 할 상식도 있다. 가끔 귀가 어두워서 말을 못 알아듣는 부모님들께 큰 소리로 얘기하는 보호자들이 있는데, 그보다는 가까이 다가가서 귀에 대고 작은 목소리로 말하는 것이 오히려 알아듣기 쉽다. 젊어서는 아무 문제가 없었던 감각신경이 나이 들어 둔해지는 이유는 단순히 늙어서가 아니다. 혈관도 모세혈관이 약해지면서 노화가 오듯이 우리 몸 안을 연결하는 힘줄과 근육과 신경 중 가장 바탕이 되는 말초신경이 약해진 탓이다. 또한 성호르몬이 줄어들면서 세로토닌, 도파민, 스테로이드 등 모든 호르몬 분비에 악영향을 끼친다.

· 맨발 걷기와 복식호흡 ·

따라서 근육 중에 가장 깊이 있는 불수의근을 단련시키는 방법으로 손가락 운동과 발가락 운동이 좋다. 발가락 근육을 강화하는 값싼 운동이 맨발 걷기다. 손가락 근육은 네 발로 걷는 호보虎步를 응용하면 좋다. 특히 복식호흡은 빼놓을 수 없는 핵심이므로 하루 1시간이라도 복식호흡을 하기를 권한다.

복식호흡을 하는 요령은 굳이 말할 필요가 없다. 우리가 아기 때 이미 했던 호흡법이기 때문이다. 누워서 잠자는 아기를 보면, 몸에 움직임이 전혀 없으면서 오직 배만 오르락내리락한다. 이렇게 호흡을 하려면 숨이 기도氣道를 따라 정확히 흘러가야 하므로 처음 호흡을 배우는 사람은 혀끝을 말아 올려서 입천장에 대고 숨을 들이마시는 것이 좋다. 이때 평소 습관대로 가슴 앞쪽으로 숨을 몰아넣는데, 그러지 말고 그냥 숨이 흘러가는 대로 내버려 두어야 한다.

턱은 앞쪽으로 당겨서 들이마신 숨이 기도를 따라 부드럽게 흘러 들어가도록 한다. 숨이 배로 들어가면 들숨에는 배가 나오고 날숨에는 배가 들어간다. 이것이 코로 먹는 음식이다. 음식을 먹으면 배가 나오는 것과 같은 이치다. 그런데, 막상 훈련을 시켜보면 숨이 가슴으로 들어가서 어깨가 들썩이고 들숨에 가슴이 앞으로 나오는 예가 허다하다. 이건 흉식호흡의 특징이므로 호흡 중에 복부 외에 다른 부위가 움직인다면 호흡을 바로잡아야 한다.

노인의 인지기능 회복은
신체 단련으로 ──────────

　　　　　　　　　　인지기능이란 지식과 정보를 효율적으로 조작하는 능력을 말한다. 주로 사물이나 상황을 범주에 따라 나누고 선후의 순서를 정하거나 비교하는 기본적인 능력이다. 이런 기본 기능이 학습과 경험을 통해 더 세분화하고 정밀해지면 인지력이 뛰어나다고 말한다. 반대로 인지기능 저하란 정상적으로 생활하던 사람이 후천적으로 다양한 원인에 의해 기억, 언어, 판단력 등의 여러 영역에서 상당한 지장이 나타날 정도로 기능이 떨어진 상태를 말한다. 노인들에게서 나타나는 대표적인 인지기능 저하가 치매다.

　나이 들수록 기억력이나 판단력이 떨어지는데, 과학에서는 학습을 통한 잔존기능 유지를 최선의 대책이라 보고 인지기능 회복을 등한시한다. 그래서 노인에게도 어린이들이 처음 글자나 숫자를 배울 때 이용하는 학습지를 이용해 가르친다. 어릴 때 학습을 통해 인지기능이 향상되었으니 노인도 학습하면 좋아지거나 유지될 거라는 막연한 기대 때문이다. 노인의 인지기능 저하에 이렇게 대처하는 것은 섭리에 부합하지 않는다.

　인지 학습은 노인을 '늙은 아이'라 생각하고 공부를 시키면 나아질 거라는 믿음에서 비롯된 것이다. 어린아이나 청년은 신체 기능이 발달하는 과정에 있으므로 학습을 통해 인지기능도 더불어 발달할 수 있다. 하지만 노인은 전반적인 신체 기능이 퇴화한 결과로 인지력이 떨어진다는 점에서 어린이나 청년의 학습과는 전혀 다르다. 매일 그림을 그리거나 글자를 쓴다고 치매가 늦춰지는 것이 아니라 오히려 먹는 음식이나 운동을 바꿔주는 게 효과적일 수 있다. 인지기능이 퇴화하는 이유는 몸의 신경학적 문제이거나 운동 생리학적인 문제다. 그러므로 뇌압을 줄이는 물리적, 생화학적 방법을 선택하는 것이 좋다.

노인들은 이미 한 생을 통해 충분한 경험과 인지 수준을 갖추고 있다. 새삼스럽게 어린아이들의 학습을 반복한다고 해서 큰 효과를 거두기는 어렵다. 시간이 걸리더라도 손가락과 발가락의 근육을 강화하고, 목운동을 통해 뇌압을 낮추는 운동 처방이 효과적이다. 다른 한편으로는 수기요법 등을 통해 혈류를 개선하고 신경을 강화하는 방법도 있다. 생화학적으로는 식이요법이나 단식, 해독요법을 통해 체내에서 생화학 반응이 순조롭게 진행되도록 돕는 방법이 있다.

중풍을
예방하는 운동 ─────────

나이가 들면서 생기는 질병 중 가장 치명적

인 것이 뇌졸중, 소위 중풍이다. 이 증상은 발바닥의 용천혈에서 시작하여 머리끝 백회혈까지 순식간에 감전되면서 일어난다. 오른발바닥에서 시작하면 간담肝膽을 따라 오른쪽 뇌에 중풍이 오고, 왼발바닥에서 시작하면 왼쪽 폐와 심장을 따라 왼쪽 뇌에 중풍이 생긴다.

두 발바닥에서 시작하여 소장과 대장, 위장을 거쳐 혓바닥까지 오는 중풍도 있다. 이런 중풍은 혀가 꼬부라져 말을 더듬는다. 위장이 망가져서 밥이나 물을 먹지 못하는 증상도 나타난다. 이런 경우에는 장을 비우게 하고 오금에 있는 위중혈을 자극하는 것이 중요하다. 내가 지금까지 본 중풍은 모두 이 3가지에 해당했다. 오른쪽에서 생긴 중풍은 거동이 불편해도 차츰 회복하지만, 왼쪽에서 생긴 중풍은 회복할 만하면 발작이 생겨 다시 원점으로 돌아가길 반복했다.

중풍을 예방하는 가장 쉽고 저렴한 방법이 맨발 운동이다. 발바닥을 자극하는 이점도 있으나, 근본적으로 중풍으로 변형된 발과 다리의 자세를 회복하는 데도 효과적이다. 걸을 때는 엄지발가락에 힘이 가도록 하는 게 좋고, 가능하면 야산처럼 오르막과 내리막이 있는 곳을 걸어야 발가락의 근육과 신경이 튼튼해진다. 도심 근처 숲길을 뒤뚱거리며 걷는 노인들을 보면 난처하고 안타깝다. 낫는 법을 알려주고 싶으나, 괜한 일로 상대방 심기를 거슬릴까 봐 그냥 지나간다.

치매는 손가락에서 시작된다. 손가락이나 손목 근육이 약한 사람은 치매에 걸리기 쉽다. 그러므로 손가락에 힘을 줘야 하는 운동이 효과적인데, 암벽 오르기는 손으로 매달려야 하므로 손의 근육과 신경을 튼튼하게 한다. 물론 노인의 경우라면 모형물을 안전하게 설치해야 한다. 외나무다리 건너기는 복식호흡 초심자들이 호흡에 집중하거나 한 호흡의 시간을 늘리는 데 좋다. 나는 청룡산에서 누군가 설치해둔 1미터 높이의 나무를 건너곤 했는데, 일반인이 하기엔 조금 위험하니 30~50센티미터 높이로 설치하여 연습하길 권한다.

노인이나 재활이 필요한 사람에게 특히 권하는 운동이 물속 운동이다. 물은 공기에 비해 압력이 높아 자세를 잡아주며 특히 근육을 강화하는 데 적격이다. 다만 물의 온도가 낮으면 신진대사를 떨어뜨리거나 면역질환을 유발할 위험이 있으므로 수온은 평균 30℃를 유지하도록 한다. 수영장을 이용하기 어렵다면 각탕이나 족탕이라도 하는 것이 좋다.

젊음으로의
회귀 ────────

많은 노인이 입에 달고 사는 말처럼 정말 나이 들어서 몸이 망가진 걸까? 이 질문에 과학은 'Yes'라고 답하는 반면, 섭리는 'No'라고 답한다. 섭리로 보면, 나이와 건강은 직접적인 인과관계가 없다.

아무리 싱싱한 체력을 가져도 나이 들면 늙는 건 사실이다. 이것을 연대기적 노화라고 한다. 그리 보면 누구나 늙게 된다. 그런데 몸이 늙기 전에 생각이 먼저 늙고 늙은이로 행동한다. 특히 시간에 쫓겨 사는 현대 도시인들은 연대기적 노화를 당연하게 받아들인다. 하지만 자연의 섭리는 몸을 많이 써서 늙는 것이 아니라 잘못 써서 늙는다고 말한다.

· 생물학적 노화 극복하기 ·

생물학적 노화란 겉의 모양과 속의 기능이 늙었다는 의미인데, 이런 현상은 두 가지로 시작한다.

첫째, 몸 안의 수분을 관리하지 못하면 피부가 쪼그라들고 털이 빠지고 입 구멍이든 귓구멍이든 콧구멍이든 눈구멍이든 땀구멍이든 일체의 구멍이 막힌다. 구멍이 막히면 감각이 죽는다. 그래서 주름이 생긴다. 이때부터 늙어 보이기 시작하는 것이다.

둘째, 몸 안 수분을 잡지 못하는 건 근육이 감소한 탓이다. 근육이 감소하기 전에 힘줄이 약해지고, 힘줄이 약해지기 전에 신장과 부신이 약해진다. 신장과 부신이 약해지면 호르몬과 신경이 약해진다. 즉, 갱년기 장애가 시작되면 신장과 부신 관리에 온 힘을 다해야 한다. 그것이 노화 예방이다.

정리하자면 폐경이 되면 말초신경과 부신에 신경을 써야 하고, 발뒤꿈치 들기나 맨발 운동을 시작하고, 힘줄을 강하게 하는 차를 마시는 게 노화를 이겨내는 정석이다.

몸이 늙어갈 때 활용 가능한 몇 가지 섭리에 입각한 처방을 안내하자면, 먼저 과잉 칼슘에는 벌침이 효과적이다. 뼈 근처에 칼슘이나 칼슘이 변형된 미네랄이 침착하여 생기는 염증이나 석회화에 효과적이다. 이때는 사전에 알레르기 반응 검사를 하는 것이 좋다. 칼슘과 콜레스테롤이 결합하여 생기는 동맥경화도 마찬가지다.

다음으로 근감소증은 근육을 고치는 게 아니라 힘줄을 튼튼하게 하는 게 먼저다. 그렇지 않고 운동만 한다고 근육이 강화되는 게 아니다. 힘줄에는 삼지구엽초가 좋다. 줄기와 잎을 그늘에 말린 다음 끓여 마시면 된다. 물론 이런 처방과 병행하여 맨발 걷기를 하면 훨씬 효과적이다.

· 심리적 노화 극복하기 ·

노화는 단순히 신체에만 오는 게 아니라 심리적으로도 온다. 이를 심리적 노화라고 하는데, 앞서 설명한 바와 같이 귀가 어두워지고 눈이 침침해지면서 사람과 어울리는 걸 꺼리게 되고 우울증과 불면증에 시달린다. 무엇보다 혼자 살 때는 외로움의 덫에 빠져 더 심한 불안을 느끼는 사회적 노화에 이른다. 그래서 예전보다 더 자녀들에게 의존하고 집착하는 경향도 보인다.

자연의 섭리에 따라 몸이 늙어가지만, 반대로 나이 들수록 지성이 충만해지고 심리적으로 자기만의 행복을 느끼는 사람도 있다. 신의 섭리를 따라 자기의 반쪽을 찾고 자기를 실현함으로써 모든 심리적, 정서적, 사회적 장애로부터 해방되는 삶이다. 이런 사람은 생각이 많지 않고 의식이 뚜렷하여 사소한 갈등에 휘말리지도 않고 자기 몸을 건강하게 관리할 줄 안다. 그러니 늙음은 몸을 오랜 시간 사용한 탓이 아니라 잘못 사용한 탓이다.

CHAPTER 11

내 몸 리셋하는 단식 사례

위암을
극복하다 ──────

　　　　　　수년 전에 30대 교포 여성이 단식을 하고 싶다면서 필자를 찾아왔다. 그녀는 미국 노스캐롤라이나주에 사는 교포라고 자신을 소개했는데 위암 환자였다. 국내에 도착하기 전에 강남성모병원에 예약을 해두었는데, 단식하고 나서 진단을 받을지 진단을 받고 단식할지를 문의했다. '암이 걱정되어서 단식하느냐'라고 물었더니 체중 조절도 필요해서 단식을 배워 가고 싶다고 대답했다. 그런 생각이라면 암으로 진단받기 전에 단식하라고 권했다.

　그녀는 필자의 말에 따라 입소하여 10일을 충실하게 단식한 다음 5일 정도 생채식으로 1일 1식을 하며 보식까지 끝내고 서울로 갔다. 의사는 1차 검진에서 분명 위암 같은데 헬리코박터균이 없다면서 다시 2차 정밀검진을 한 후에 '그래도 위암'이라고 확진 판정을 내렸다고 한다. 그 과정에서도 위장이 워낙 깨끗하니 항암 수술이나 주사보다 방사선치료를 권했다고 한다.

　그녀는 서울에서 방사선치료를 받으면서도 매일 전화로 자신의 상태를 알려왔다. 첫날만 속이 좀 메스꺼웠고 다음날부터는 무리 없이 끝냈다고 했다. 필자는 많은 병원이 항암치료에 단식을 적용하길 바란다. 필자는 단식으로 암을 치료할 수 있다고 한 적이 없다. 다만 단식에는 항암치료의 후유증이나 치료 중 고통을 최소한으로 줄여주는 효과가 있다고 주장한다.

방사선치료가 끝나고 미국으로 돌아간 그녀는 1년 후에 다시 한국에 와서 단식하고 싶다는 전화를 했다. 신도림의 어느 찜질방에서 만나기로 했는데, 갑자기 전화를 해서는 허리가 너무 아프니 병원에 들렀다가 내일 오겠다고 했다. 필자는 그 자리에서 단호하게 "그럴 거면 나는 대구로 갈 테니 오지 말라"라고 했다. 결국 울면서 찜질방에 나타난 모습이 측은했지만, 무지한 사람의 일시적 판단 착오에 부화뇌동할 수는 없었다.

찜질 요법과 장 청소를 동시에 하는 방식을 진행하면서 방사선치료에 관해 물었다. 방사선치료 효과는 모르겠지만, 단식이 그로 인한 부작용을 줄여준 것 같다는 대답이 돌아왔다. 필자는 그녀에게 단식을 지시하고 간단한 운동법을 가르친 후 대구로 돌아왔다. 5일 후 전화가 왔길래 허리 아픈 건 어떻게 됐냐고 물었더니 아예 생각도 못 하고 있었다. 필자가 그리 단호하게 말한 것은 허리 통증은 대개 단식 3~4일 차에 사라지기 때문이다.

트라우마를
극복하다 ————————

마산에서 피부샵을 운영하는 50대 여성이 있었다. 그녀는 젊어서부터 가계를 꾸리며 가슴에 억눌린 게 많았던 분이다. 대부분의 중년 여성들이 그렇듯이, 그녀도 평소 결혼한 것을 가장 후회하고 아이들을 낳은 것을 가장 큰 행복으로 여기며 살았다. 경상도 남자들 특유의 가부장적 권위주의에 억눌린 데다 아이들이 있어서 자신이 자유롭게 살지 못한다고 생각했던 것이다.

특히 결혼 후 임신한 첫아이를 출산 한 달 만에 잃었다고 한다. 몸이 약했던 젊은 시절, 임신 4개월이 지나면서 임신 중독성 신우신염을 앓게 된 것이 원인이었다. 그로 인해 출산 때까지 입원과 퇴원을 반복할 정도로 산모의 건강 상태가 좋지 못했다고 한다. 산모가 이러니 태아도 건강이 안 좋아 태어난 지 한 달 만에 부모 품을 떠났다. 이것이 그녀의 가슴에 깊은 상처로 남아 몸과 마음을 갉아먹고 있었다.

그녀는 어둠에 대해서도 나쁜 기억을 가지고 있었다. 어릴 적에 그녀의 아버지가 어린 딸을 데리고 어두운 곳을 지날 때 장난으로 손을 놓았던 모양이다. 그 후로 그녀는 어두운 곳에만 가면 트라우마가 발동해 공포심을 느끼곤 했다. 어릴 적 누구나 겪어 본 적 있는 경험이 그녀에게는 아주 깊은 두려움으로 자리 잡은 것이다.

갱년기에 접어든 그녀는 만성피로 상태였고, 소화가 안 되고 변비도 약간 있었다. 눈도 침침했고 왼쪽 팔이 잘 올라가지 않았다. 게다가 약 먹을 수준은 아니지만 경계성 고혈압도 있었다. 하지만 먹고 사는 일에 매달리다 보니 자기 건강을 돌볼 여력도 없었고, 하루하루 스트레스를 견디며 마음마저 무너져 내리고 있었다.

이 여성의 단식기간은 11일이었다. 원래 10일간 단식하기로 했지만, 그녀가 원해서 하루를 더 했다. 과거에도 몇 번 단식을 한 경험이 있고, 특히 단식을 지도한 적도 있었다고 한다. 그래서 단식이 건강을 회복하고 체중을 줄이는 데 도움이 된다는 것 정도는 알고 있었다. 다만, 피부샵을 계속 운영하면서 생활 단식도 가능하다는 말에 마음을 먹은 것이다.

그녀는 단식이 끝나고 왼쪽 팔이 올라가지 않았던 증상이 사라졌다고 한다. 또 '많이 예뻐졌다'라거나 '얼굴이 깨끗해 보인다'라는 말을 많이 들었다고 한다. 변도 잘 보고, 눈과 머리가 맑아지고, 위에서 느껴지던 통증과 허리 통증도 없어졌다며 행복해했다.

이분의 단식에서 가장 독특했던 점은 단식 7일 차 되던 날이었다. 그날부터는 이상하게 맹물도 못 먹고 단식 전용 음료조차 마시지 못했다. 그 맛있던 된장차도 먹기 싫었다고 한다. 내가 마산에 간 것은 단식 9일 차였다. 그녀는 3일간 물도 못 마시고 있었다. 강의를 듣겠다고 모인 사람이 여섯 분 정도였는데, 이분은 한가운데에서 넋을 놓고 앉아 있었다. 모인 사람들의 걱정이 이만저만이 아니었고, 새로 오신 분들은 두려움을 느꼈다.

그녀에게 무슨 일이 생겼다는 것을 알아채고 필자가 말문을 열었다.

대화를 시작한 지 5분 정도 지나니 갑자기 그녀가 울기 시작했다. 울鬱이다. 울鬱은 자신의 경험을 통해 만들어진 고통이 해소되지 못한 채 간肝에 쌓여 실타래처럼 꼬인 것을 말한다. 이것이 우울증과 조울증을 만들어 내는데 이것은 울어야 낫는 병이다. 참석했던 모든 이들이 그냥 쳐다만 보고 있었다. 아무도 도와줄 수 없었고 도와줘서도 안 되는 상황이었다. 한참을 울고 나서야 물 한잔을 달라고 했다. 그렇게 그녀는 거식증을 이겨내고 성공적인 단식을 위한 도약의 기회를 잡았다.

다음은 그녀가 내게 전해 준 이야기이다.

"그날 저녁에 잠이 들었다가 명치끝이 아파서 일어났어요. 그런데 영화 필름이 돌아가듯 어떤 장면이 보였어요. 직감적으로 내가 첫 아이를 잃을 수밖에 없었던 이유를 알게 되었어요. 저는 곧바로 아이에게 미안하다고 말했어요. 이게 말이 되니 안 되니 생각할 틈도 없이 그렇게 사과했어요. 그러고 나니 마음이 한결 편안해져서 잠을 푹 잘 수 있었습니다.

다음날(단식 10일 차) 저녁엔 깊은 어둠 속을 걸어가는 꿈을 꾸었어요. 사각형의 가로등이 좌우에서 켜지면서 저를 어둠 속으로 인도하는 것 같았어요. 그러다가 잠이 들었는데, 그 꿈을 통해 어릴 적에 가졌던 어둠에 대한 공포가 많이 사라졌습니다. 신기한 경험이었어요.

그런 일이 있고 나서는 딱히 감사할 일도 없는데, 그냥 감사한 마음이 생겼어요. 옛날에 상처가 되었던 기억들이 단식 중에 현실로 나타나면서 생각이 바뀌었던 것 같습니다. 특히 가족에 대한 사랑과 사람들에 대한 감사가 더 깊어졌어요. 제가 좀 남자 같다는 말을 많이 들었거든요. 그런데 단식 후에 마치 색깔이 다양해진 것처럼 감성도 풍부해졌어요. 가슴에 마르지 않는 샘물이 생긴 기분이에요.

친한 친구에게 마르지 않는 사람의 샘에 빠져보라고도 했어요. 감사하고 즐겁고 하루가 행복합니다. 남편에게도 고맙지요. 제가 평소에 모난 성격인데, 그나마 남편 만나서 이렇게라도 둥글둥글하게 사는 것 같아요.

처음 선생님이 마산에 오셔서 강의하실 때 '단식을 하다 보면 마음을 보게 된다'라고 하셨는데, 저는 무슨 말씀인지 이해하지 못했어요. 또 '단식을 하는 시간이 길어질수록 시간을 거꾸로 거슬러 가면서 자신의 트라우마나 상처를 스스로 치유하게 된다'라고도 하셨는데, 솔직히 믿기 어려웠어요. 예전에 단식했을 때는 그런 일이 없었거든요.

그런데 이번에 단식하면서 좀 희한한 체험을 했습니다. 남이 들으면 무슨 뚱딴지같은 이야기냐고 하겠지만, 저는 이번에 제가 태어나서 지은 업業을 풀었다고 생각해요. 그래서 너무 감사드려요. 정말 감사합니다."

하체 비만과 편두통에서
해방되다 ─────────

　　　　　몇 년 전, 다른 단식원에서 효소단식을 한 달 하고서 오히려 건강이 악화되었다는 전화를 받았다. 27세의 젊은 여성 사업가였다. 그녀는 내 블로그를 정독하면서 다시 단식에 도전하기로 결심했다고 한다. 다만 또다시 단식 부작용으로 고생하지 않을까 불안한 마음에 이것저것 꼬치꼬치 캐묻더니, 입소 단식을 하겠다고 했다.

　그녀가 이전에 경험한 것은 효소 단식이었다. 단식원에서 직접 담근 여러 가지 효소를 많이 먹어 배고픔 없이 단식할 수 있었다고 한다. 그런데 이상하게 시간이 갈수록 몸이 나빠지는 느낌이었고, 퇴소 후에는 각종 부작용에 시달리기 시작했다.

　먼저 장 무력증으로 설사와 변비가 반복되었다고 한다. 어떤 날은 설사를 하고 어떤 날은 염소 똥을 누는 등 증상이 수시로 바뀌어 혼란스러웠다는 것이다. 게다가 몇 년 전에 사기당한 기억 때문에 잠을 잘 때도 불을 켜놓고 자는 습관이 생겼는데, 여기다 불면증까지 생겨 고생했다고 한다.

　상처 입은 영혼은 어둠을 무서워하므로 빛이 있어야 마음의 안정을 찾는다. 그런데 건강이 나빠져서 잠까지 자지 못하니 그로 인해 생길 병증은 굳이 말할 필요도 없다. 또 효소 단식 후에 한 달 동안 생리가 중단되었고 그 이후로도 생리불순에 시달렸다고 한다.

이뿐만이 아니다. 눈은 충혈되고 두통에도 시달리고 있었다. 특히 어릴 때부터 고질적으로 앓아왔던 위장병은 더욱 기승을 부렸다. 피부는 각종 트러블이 심해져서 뾰두라지가 나 있었고, 물만 마셔도 몸이 붓는 걸 느낄 정도로 순환장애도 있었다.

필자의 단식원에 입소한 다음날, '잘 잤느냐'라는 질문에 팔이 저리고 쥐가 나서 편하게 잠을 자지 못했다고 답한다. 잠자리가 바뀌어서 그런가 했더니 원래 집에서도 그랬다고 한다.

입소한 날 살펴보니 그녀는 위팔 근육, 즉 어깨 라인 아래가 지방으로 가득 차 있었다. 그것이 원인이었다. 하체는 비만하여 특히 고관절 부위가 심하게 튀어나와 있었다. 요즘 젊은 여성들은 이것을 아름다운 몸매로 인식하는 모양이다. 하지만 사실은 신장 기능이 떨어져 하지의 혈액 순환이 되지 않아 생긴 현상이다. 무릎 아래 안쪽 근육을 만지니 아프다고 난리다. 허벅지 안쪽으로 무릎관절까지 부종이 심했다.

필자는 이 젊은 여성에게 생긴 병증의 역사를 추정하여 설명했다. 이런 것을 '사례 개념화'라고 부른다. 먼저 어릴 때 선천적으로 위장이 나빴을 것이고, 몸은 늘 야윈 상태였을 것이다. 그녀는 수긍하면서 지금처럼 살이 찐 적이 없었다고 한다. 위장이 나빠 어릴 때부터 한약을 달고 살았다고 하니, 지나친 한약 섭취로 간이 손상되었다. 따라서 늘 눈의 압력이 높은 상태이고, 위와 간의 허열虛熱로 인해 편두통에 시달렸을 것이다. 요가를 하면서 정적인 스트레칭에 의존하다 보니 전신 순환에 문제가 생겼고, 특히 간과 위장의 기능 악화로 인해 부신에 악영향을 끼쳤을 것이다.

부신은 우측으로는 간과 닿아 있고, 좌측으로는 지라와 위장 및 췌장에 연결되어 우리 몸의 혈액 전반에 막대한 영향을 끼친다. 신장 위에 있어서 혈액을 걸러내는 데 관여하니 인체 혈액의 종합 통제소라 불릴 만하다. 부신이 약해지면 혈압 조절을 못 하게 되어 저혈압이나 고혈압으로 고생한다. 또 코르티코이드라는 호르몬 분비가 줄어들어 스트레스에 대한 반응이 떨어지면서 우울증을 비롯한 각종 정신질환에 노출된다. 성호르몬 분비도 원활치 못해 혈액의 양과 전해질 조절에도 문제가 생긴다. 결국 부신으로 인해 신장 기능도 떨어진다. 신장 기능이 약해지면 무릎관절, 하지정맥류, 하체 비만과 같은 증상이 나타난다.

이 젊은 여성은 원래 위장 기능이 약했던 것인데, 이를 극복하는 과정에서 간 손상이 생겼다. 위장이 약하면 심장도 약해서 심인성 질환에 취약하다. 이 정도가 단식 전의 주 병증이었다면, 잘못된 단식으로 인해 장 무력증까지 더해져서 부종을 포함해 어깨통증, 허리 통증까지 유발한 것이다. 그녀는 이 모든 것이 '단식 후 관리'를 잘못해서 생긴 것이라 여기고 있었다. 하지만 사실이 아니다. 이것은 그녀의 잘못이 아니라 단식 지도자의 어설픈 지식과 얕은 경험에서 비롯된 것이다.

자기가 단식을 경험해 보고 좋아져서, 그 경험 하나만 믿고 단식원을 운영하는 것은 위험하다. 단식은 아무나 지도하는 게 아니다. 장 청소 중에 생기는 문제, 호전 반응, 급성 병증, 발작과 혼수 같은 현상에 이르기까지 모든 대응능력을 갖추고 있어야 한다.

그런데 경험 없는 사람이 단식원을 열고 보니, 고객 요청에 맞춰 막 먹이거나 그마저도 자신 없으면 퇴소시킨다. 단식을 지도하는 사람이 경험이 없으면 흔들리고 불안해진다. 그래서 입소자가 원하는 대로 내버려 둔다. 그래서는 단식의 의미가 없다. 시설 좋은 곳에 가려면 호텔이나 리조트에 가서 단식하면 된다. 관광하고 싶으면 단식 끝난 뒤에 좋은 곳을 찾아가면 된다. 단식은 놀러 가는 게 아니다.

그녀는 입소하기 하루 전, 집에서 구충제를 먹고 왔고, 오자마자 장을 비우는 과정을 거쳤다. 장 비우는 날을 포함해서 총 20일간 단식을 했으며, 미음 2일과 유동식 2일을 끝으로 퇴소했다. 아마 집에 가서 생채식을 할 것이다. 일과는 매일 팔공산 갓바위 오르내리기(4km, 약 2시간)를 하고, 평지 걷기를 하루 2시간에서 서서히 늘려가는 방식이었다. 그 외에 입소 초기 3일간은 집중적인 복부 마사지, 매일 쑥뜸 하기, 주 1회 찜질 요법, 매일 충분한 수분 섭취와 따뜻한 차 마시기가 일상이었다.

그녀는 며칠 동안 갓바위 산행을 버거워했다. 심장이 터질 듯한 고통으로 가슴을 부여잡으며 올랐다. 3일 차 이후에는 갓바위 가는 것을 겁내더니 혼자 방안에서 스트레칭을 하겠다고 했다. 그녀는 서울에서 몇 개의 요가 학원을 운영하는 사업주였고 강사였다. 운동은 자기가 하던

요가를 하겠다고 하니 비전문가인 필자가 뭐라 할 수 없어 운동은 가르치지 않기로 했다.

10일 동안 자기 방식대로 하도록 내버려 뒀더니 효과가 없다며 짜증낸 적도 있었다. 자기는 열심히 하는데 생각만큼 좋아지지 않는다는 항변, 불만, 불신이었다. 과학적인 답을 해달라는 요구도 있었다. 마음이 요동친다는 것을 알고 필자는 아무 말도 하지 않았다. 그러다 끝까지 자신의 잘못은 인정하지 않는 그녀를 더 이상 견디지 못하고 화를 냈다.

"자기를 고치는 건 자기 자신뿐이다. 누가 당신을 고쳐줄 수 있느냐? 본인이 편한 방식으로 운동하고 가만히 앉아서 스트레칭이나 하면서 무슨 운동이 되느냐? 나갈 거면 나가라. 이런 식으로는 단식해봐야 소용없다. 답은 네 안에 있다. 내게서 찾으려 하지 마라. 자기 몸을 수고롭게 하지 않으면 마음이 갈피를 잡지 못해 이런 불신이 생기는 거다. 나가서 밤늦게라도 운동하고 돌아다녀라."

내 말을 듣고 그녀는 그 길로 한밤중에 갓바위에 올랐다. 오르면서 설움에 많이 울었다고 한다. 내려오는 길에 비로소 모든 것이 자기에게 달렸고, 자신의 건강을 회복하는 길도 오직 자신에게 있음을 알게 되었다고 했다. 그리고 진짜 모든 것이 달라졌다. 매일 갓바위 산행은 빠지지 않고 천천히 오르내렸다. 퇴소 무렵에는 날아갈 듯이 산을 오르내렸다. 심장이 좋아진 것이다. 운동과 맑은 공기 덕분이었다.

퇴소하는 날, 필자는 입소 당시의 상담서류를 들고 각 병증에 관해 물었다. 단식을 시작한 지 15일 정도 지나서부터는 잠도 잘 자고 불도 끄고 잤다고 한다. 트라우마가 사라진 것이다. 그렇게 그녀는 자신의 트라우마를 이겨냈다. 오롯이 자신의 힘으로 말이다. 그러니 습관이라는 건 원래 없는 거다. 인식이 바뀌면 습관도 바뀐다. 팔의 살이 빠지면서 쥐나고 저리는 게 없어졌다고 한다. 그녀는 마치 팔에 고무줄을 묶어두었다가 푼 것 같은 느낌이라고 했다. 너무나 시원하단다.

어깨통증도 사라졌다. 배변 기능이 어떤지는 좀 더 시간이 지나 봐야 알겠지만, 복부 상태나 하체 비만이 거의 사라진 점에 비추어 볼 때 향후 장 무력증은 다시 생기지 않을 듯하다. 안압이 높아진다거나 두통이 있다거나 하는 건 아예 잊어버린 것 같았다. 피부는 원래 순백의 살결을 다시 드러내고 있었다. 하체 비만이 없어지니 맞는 바지가 없어 다시 구입해야 할 것이다.

그동안 필자는 20대에 대해 고정관념을 갖고 있었다. 모든 걸 부모에게 의존하고 스스로 책임지는 걸 모르는, 혼자서는 뭘 하지 못하는 세대로 말이다. 하지만 관심의 영역은 다르지만, 자신의 삶과 미래를 위해 열정을 다하는 것은 다른 세대와 다르지 않았다.

단식원에 들어갈 때는 시설이나 관광지, 프로그램 같은 것을 보고 판단해서는 안 된다. 그런 건 얼마든지 만들 수 있다. 하지만 전문성은 결코 인위적으로 만들 수 없다. 제대로 하기만 하면, 단식은 모든 것을 가능하게 한다.

혈변과 황달에서
벗어나다 ————————

2017년 11월, 경남 창원에서 건강 관련 사업을 하고 있다는 40대 남성이 급하게 필자를 찾았다. 현재 며칠째 단식 중인데 직접 지도를 받고 싶다는 것이다. 그는 변을 볼 때마다 선홍색 피가 나와서 걱정이 이만저만이 아니었다. 여차친구 차에 겨우 몸을 누이고 온 남성을 보니 상태가 좋아 보이지 않았다. 하지만 힘들게 필자를 찾아온 사람을 다시 돌려보낼 수 없어 하룻밤 자게 했다. 다음날, 화장실이 피범벅이 된 것을 본 사람들이 달려와 바로 내보내라고 아우성을 쳤다.

필자는 그를 불러 좀 더 자세히 증상을 물어보았다. 출혈이 멈추지 않고 몸을 일으키기도 힘들다고 한다. 일어나면 북을 치듯이 귀가 울리고, 자기 몸에서 심장박동 소리가 천둥 치는 것처럼 들린다는 거였다. 필자에게 오기 전에 일어나려 해도 자꾸 쓰러지고 호흡도 가빠지는 데다가 집에 누워있는 중에도 피가 멈추지 않더라는 것이다. 그러다가 단식이 좋다는 소리를 듣고 단식했는데 상태가 더 나빠져서 제대로 된 단식 지도를 받아야겠다는 생각에 필자를 찾아왔다는 얘기였다. 생각보다 더 심각했다.

나는 그의 말을 듣고 대장이나 직장의 막이 뭔가에 의해 잘린 것이 아닐까 생각했다. 일시적인 상처라면 단식으로 금방 회복할 수 있다. 그러는 동안에도 센터 사람들은 내보내야 한다는 공론을 모아 내게 강력하게 요구했다. 사실 위험한 선택이었다. 그러나 개복해서 수술하지 않는한, 가장 빠른 지혈은 단식이라 판단했다. 문제는 단식으로 지혈되는 속도가 빠를지, 출혈로 혼절하는 속도가 빠를지 가늠하기 어려웠다는 것이다. 그래서 단식 음료를 바꾸기로 했다. 지혈제뿐 아니라 손상된 세포를 생성하는 성분을 추가하여 출혈과 싸우기로 했다.

단순히 생명을 두고 도박한 것은 아니다. 찾아온 환자가 너무도 간절히 원했기 때문이다. 혈변을 보고 나서 조금 기운을 차리면 밖에 데리고 나가 걷도록 했는데, 근육이 경직되어 200미터를 채 못 걸었다. 황달 증상이 조금 나아지는 것을 보고 다시 시도해 보았지만, 숨이 가쁘고 귀가 울리니 걷는 것 자체가 너무 힘들었다. 창원 집에서는 아예 걷지 못했는데 그나마 조금이라도 걸을 수 있었다고 한다.

걷는 법과 호흡법 그리고 간 청소를 병행했다. 그가 서서히 호전되고 있는 것 같다면서 퇴소하겠다길래 안심하고 보냈다. 퇴소할 때도 출혈이 조금씩 있었는데, 창원 집에 가서 며칠 더 단식을 하고 출혈이 멈추었다고 연락이 왔다. 지금은 완전히 회복되어 사업을 하고 있다. 그 후 몇 년간은 내 곁에서 일을 도와주며 지낸 적이 있을 만큼 필자와 매우 친해졌다.

단식 15일의 기록 ✏

필자의 블로그에 땅콩이라는 ID로 편지를 보낸 20대 후반 여성이 있었다. 이 아가씨는 이전부터 '~가 안 좋으면 어떻게 하나요?'라는 단편적인 질문을 해오곤 했다. 그런데 이번에 보내온 내용을 보니 몸 상태도 심각했고 마음의 고통도 심한 듯 느껴졌다. 그래서 필자가 직접 전화해서 입소하길 권했는데, 바로 다음날 아침에 짐을 싸 들고 부모님과 함께 우리 센터로 왔다. 그녀가 보내온 편지의 내용은 다음과 같았다.

"너무 아프고 돈도 없고 힘들어서 이번에 단식 결심을 했습니다. 20일 단식은 생각해 보지 않았는데, 선생님의 글을 보고 저도 저를 이기고 싶어서 단식을 하고 있어요. 아직 완전한 단식은 아니고, 집에 있는 우엉차와 남아도는 차※들을 마시면서 해보고 있는데 사실 너무 무서워요. 몸이 더 망가질까 봐 두려워요. 소변이 뿌예지고, 알레르기 검사를 했더니 쌀까지 알레르기 반응이 뜰 정도로 몸이 예민합니다. 20대의 끝에서 건강을 찾기 위해 선생님 블로그를 알게 된 게 아닌가 싶어요. 제가 선생님 차茶로 단식에 성공하고 건강을 되찾고 싶습니다. 도와주신다면 누구보다 열심히 해보겠어요."

그녀는 2018년 12월 4일 우리 센터에 입소했다. 그녀는 일명 공시생으로 공무원 시험을 준비 중이었다. 입소 전, 그녀를 망진望診하니 이미 간과 콩팥에 상당한 기능 저하가 보였다. 문진問診을 통해 원래 위장이 약한 데다 지금은 장 무력증과 이명증까지 있다는 것을 알게 되었다. 잠을 자다 열 번도 넘게 깨고 매일 설사를 한다고 했다. 촉진觸診하니 손발은 차고 가벼운 우울증을 가진 심적(심장 적취)도 있었다. 두통은 기본이고 삼차 신경증까지 골고루 갖추었다.

지금부터 보여줄 내용은 그녀가 우리 센터에 입소해서 나갈 때까지 자신의 변화를 기록한 내용과 그 아래 필자가 한 멘토링을 일자별로 정리한 것이다. 이 내용을 통해 단식이 무엇인지 좀 더 생생하게 느낄 수 있을 것이다.

·········· 입소 일기 ··········

몸이 너무너무 아파서 공부를 이어갈 수 없을 지경에 왔어요. 이렇게 만든 건 내 탓이겠죠. 현재 상태는, 음, 갑상선 저하증(유전)입니다! 게다가 수족냉증에 저혈압, 심한 부종까지! 다이어트하다가 반복되는 요요 때문에 몸에 무리가 많이 왔어요. 몸이 무너지다 보니 마음도 함께 무너지네요. 불면증은 당연하죠. 2시간에 한 번씩은 일어나야 하고, 그마저도 5시간을 누워서 잠들지 못합니다. 무시했던 이명은 더 커지고, 총체적 난국이네요.

여기 오기 전에, 마산에서 식단 조절하고 온갖 단식 정보 다 모아서 단식을 진행했습니다. 혹시 영양부족 올까 봐 영양제 몇 알을 챙겨 먹으면서요. 그렇게 10일 차가 됐을 때 탈이 제대로 났습니다. 장이 꼬이듯이 아프더니 설사와 구토를 반복했고 그래서 단식원으로 오게 됐어요. 지금 막 시작했지만, 몸도 마음도 건강해질 것 같다는 확신을 얻었어요. 어쩌면 반드시 건강해지겠다는 저에게 보내는 다짐이기도 합니다.

단식 일기 1

첫날 원장님께서 진단을 해 보시더니, 제 몸이 이렇게 변해 온 과정을 하나하나 말씀해 주셨어요. 얼마나 눈물이 나든지….

입소 전 땅콩은 3일에 한 번 정도 혼절했다고 해요. 살이 빠지는 건 건강을 회복했을 때 가능합니다. 건강은 도외시하고 무조건 살만 빼다 보면 몸을 망치게 되는 거죠. 그래서 입소한 후에 적응식을 하고, 이틀간 일반식을 한 뒤에 단식에 들어갈 예정이에요. 이 몸 상태로는 단식을 할 수 없어요. 단식도 체력을 봐가면서 하는 겁니다. 체력이 떨어져 있으면 체력을 끌어올린 후에 다시 시도해야 해요. 땅콩의 몸을 보니 무릎에 수종이 있어 하체 비만입니다. 이런 사람은 부신과 콩팥 기능이 떨어져 있어요. 이명耳鳴은 삼차신경 문제로 목과 머리를 마사지해야 합니다. 이제부터 실제 단식에 들어가면서 차차 설명할게요.

단식 일기 2

저는 적응식부터 시작했어요. 원장님 말씀이 이 몸으론 단식할 수 없다고 하네요. 미음부터 시작해서 컨디션이 회복될 때까지 점차 늘려가는 방식으로 했습니다. 저는 지금까지 단식 때 미음은 쌀죽 하나로 하는 줄 알았는데, 사람 상태에 따라 다른 죽을 먹어야 한다고 하셨어요. 저는 간肝이 많이 상한 상태라 다슬기 죽을 먹었어요! 다슬기는 처음 먹어봤는데 확실히 편해졌어요. 검었던 얼굴이 점점 살아나는 것도 신기했고요.

땅콩이 우리 센터에 온 날은 자기 혼자 단식한 지 10일째 되는 날이었어요. 그래서 미음 이틀과 죽 이틀, 소식으로 해서 단식을 마무리하도록 했어요. 처음 왔을 때는 심각했어요. 얼굴은 까맣고(간이나 콩팥이 나쁜 증상), 아침엔 설사(장 무력증), 손발은 얼음장(순환장애)이었으니까요. 대개 집안의 유전이라 알려진 병은 밥상에 원인이 있습니다.

단식 일기 3

몸을 회복한 지 5일이 지났어요. 원장님께서 제가 잘 먹고 잘 돌아다니는 것을 보시고는 단식을 시작해도 될 것 같다고 하셔서 오늘 시작했어요. 기한은 정하지 않았어요. 먼저 단식 전날 구충제를 먹어야 해요. 그리고 장 청소가 필수입니다. 마그밀이 아니라서 다행이에요. 진짜 양약 싫어해서요.

단식의 꽃은 장 비우기죠. 장속 음식물을 비우면 배가 덜 고프니까요. 하지만 우리 몸에 같이 사는 기생충들에겐 비상사태입니다. 이 녀석들이 먹을 것 구하느라 온 장부臟腑를 뒤집니다. 기생충의 침입을 받으면 얼굴이 검게 변해요. 그래서 단식 하루 전 구충제 먹기는 반드시 지켜야 합니다.

단식 일기 4

단식 2일 차입니다. 배가 제일 고프다는 시기이지만, 전 뭐 그냥 그러네요. 다만 어지러움과 기립성 저혈압 증상이 있어요. 그리고 절 계속 괴롭히고 있는 이명증도 자주 나타났어요.

단식 2일 치에 이명과 기립싱 저혈압으로 고생했군요. 그래서 오전과 오후에 머리와 목을 집중적으로 마사지했습니다. 다행히 3일 차인 오늘은 컨디션이 좋네요. 너무 걱정 마시길….

단식 일기 5

단식 3일 차입니다. 오늘은 컨디션이 무지 좋았어요. 새벽에 반짝 눈을 뜨고 갓바위 꼭대기까지 올라갔다 왔답니다. 어지럼증도 기립성저혈압도 거의 사라졌어요. 이명은 어제보다는 줄었지만 여전합니다. 위장 상태는 아주 좋고요. 생각보다 배가 고프지 않네요.

단식과 소금은 예부터 불가분의 관계에 있어요. 소금은 우리 몸의 방부제입니다. 모든 혈액과 혈관의 흐름을 유지하는 역할도 해요. 우리 몸은 소금이 부족하면 결국에는 죽고 썩어요. 그래서 예로부터 소금 전쟁이 많았던 겁니다. 하지만 너무 많아도 문제예요. 몸이 붓고 신장이 망가지니까요. 이 증상은 소금이 부족해도 마찬가지예요. 단식할 때 소금 섭취는 필수입니다. 하지만 너무 자주 섭취하면 살이 잘 빠지지 않아요. 당분도 마찬가지입니다. 단식의 목적에 따라 융통성 있게 적용해야 해요.

단식 일기 6

단식 4일 차입니다. 오늘은 진짜 푸욱~~ 잤어요. 무려 7시간이요. 그리고

도 잠이 꾸벅꾸벅 오는 게 오늘도 일찍 잘 것 같습니다. 그간 못 잤던 것을 보상하려는 걸까요. ㅎㅎ

땅콩이 오늘은 칡꽃차를 마셨나 봅니다. 칡꽃은 칡이나 다슬기보다 간에 미치는 영향이 훨씬 강하지요. 모과를 발효시키면 위장에 좋아요. 생강을 곁들이면 마음을 안정시키고 위 점막을 보호하죠. 우리 센터에서는 우울증에 씁니다.

단식 일기 **7**

단식 5일 차입니다. 오늘 컨디션도 아주 좋았어요. 칡꽃 효소차, 정말 감동입니다. 오랜만에 제 몸이 기뻐하는 음식을 발견했어요. 먹으면 속이 편안해지고 힘이 날 뿐만 아니라 머리도 맑아지고 차가운 손끝도 따뜻해져요. 전 몸이 예민해서 먹으면 바로바로 티가 나는 편입니다.

이제 땅콩이 불면증에서 좀 벗어났나 봅니다. 완전히 이겨냈다고 하기엔 아직 섣부른 판단입니다. 회색빛 얼굴이 완연하게 좋아지긴 했지만, 여전히 그림자가 남아 있어요. 잠을 못 자는 것은 밤에 혈압이 높기 때문입니다. 이것을 자율신경실조증이라 부르죠. 이러면 갑상선에도 문제가 생깁니다. 이런 사람은 낮에 병원 가서 재면 저혈압이라고 나와요. 사실은 낮에 혈압이 낮고 밤에 높은 거예요. 그래서 혈압은 낮과 밤에 재봐야 합니다. 잠자기 전에 어떻게든 혈압을 떨어뜨려야 잠이 옵니다.

단식 일기 8

오늘은 단식 6일 차입니다. 점점 힘이 나고 컨디션이 좋아지고 있어요. 오늘 원장님이 보시더니 얼굴에 검은 기운도 많이 빠졌다고 하시네요. 사실 전 영양제 마니아입니다. 하루에 20알쯤 먹을 거예요. 늘 영양부족에 대한 염려에 시달려 왔는데, 왜 영양제를 끊은 지금이 더 건강할까요?

그동안 영양제를 많이 먹었나 보네요. 젊은 아가씨가 어떻게 이 많은 영양제를 다 알고 있었을까요? 누군가 알려줬으니 알았겠지요. 우리 세대는 이런 거 없이 어떻게 아직 살아남았나 모르겠네요.

단식 일기 9

오늘은 단식 7일 차입니다. 눈이 아주 예쁘게 온 날이에요. 아침에 일어나서 매우 매우 놀랐어요. 아니, 그렇게 안 빠지던 뱃살이 하루아침에 쏙 들어가고 뭔가 사람이 달라진 기분? 활력도 최고예요.

단식을 지도하는 병원이나 한의원, 단식원, 치유센터에서는 단식과 운동을 병행하지 않나 봅니다. 단식했다는 분들이 단식 효과에 부정적인 얘기들을 하더군요. 단식을 하면서 야외운동을 하지 않으면 몇 가지 문제가 생깁니다. 먼저 햇빛을 보지 않아서 생기는 우울감이죠. 비타민 D는 영양제로 보충하는 게 아니고 햇빛을 보는 게 좋습니다. 움직이지 않으면 근육이 퇴화됩니다. 근육이 퇴화되면 몸속 수분을 잡아주지 못해요. 금방 몸이 마르는 것 같은 착시현상이 생겨요. 더 큰 문제는 피부가 늘어나고, 몸은 저체온증에 빠진다는 겁니다.

─── 단식 일기 🔟 ───

단식 8일 차입니다. 몸에 반응이 오고 있어요. 드디어 입술 색이 돌아왔습니다! 제가 처음 입소할 때 입술이 뭉개져 있었대요. 주름도 없고 괴상한? 이제 형태도 잡히고 색도 생기고 있습니다. 입 주변에 노란 기운도 많이 빠졌고요. 배를 누르기만 해도 아팠는데 그것도 사라졌어요. 심지어 평생 저를 괴롭히던 저혈당이 잡히고 있어요. 측정해보니 100 단위에 있습니다. 정신이 맑다는 게 이런 거군요. 늘 어지럼증과 함께 살아서 그냥 참고 사는 긴 줄 알았는데, 제 몸을 제가 방치했다는 걸 이제야 알았습니다. 참을 게 있고 아닌 게 있는데, 전 그냥 무작정 다 참고 살았어요.
그리고 오늘, 가슴 중앙에 발진이 생겼어요. 원장님께 말씀드렸더니 단식 중에는 사람마다 여러 가지 호전반응이 올 수 있다고 합니다. 하혈, 메스꺼움, 두드러기 등, 몸속에 쌓인 독이 항문이나 요도로 나가지 못하면 피부를 통해 나오기도 한다네요. 처음 겪는 사람은 부작용과 혼동할 수 있다고 합니다. 점점 좋아지는 제 몸에 신난 하루였습니다.
알레르기는 장이 나쁘면 생기는 것인데, 장속 독소가 피부로 빠져나온 겁니다. 가슴 중앙의 발진은 심장의 독이 빠져나오는 거예요. 이것이 병증인지 호전반응인지를 판별하려면 자신의 기분을 관찰해야 합니다. 기분이 나쁘면 병증이고, 나쁘지 않으면 호전반응이에요. 너무 간단하나요? 하지만 다른 방법으로는 구분하기 어렵습니다.

단식 일기 11

단식 9일 차, 오늘은 너무 졸린 하루입니다. 아침에 눈을 떴는데도 계속 잠이 왔어요. 제가 있는 단식원은 몇 시에 일어나야 한다는 게 없어요. 그냥 본인이 일어나고 싶은 시간에 일어나서 활동합니다.

좋아하는 공부도 안 하고 하루 종일 이불 속에서 뒹굴었다니 재밌네요. 이건 상당히 의미가 있습니다. 먼저, 공부에 대한 불안감과 집착으로부터 서서히 자유로워지고 있다는 뜻이죠. 아마 며칠 전이었다면 스스로 불안감에 시달려 스트레스를 받았을 겁니다. 이제는 그냥 자는군요. 잠이 오면 자면 됩니다. 공부가 싫으면 안 하면 됩니다. 그러다가 하고 싶으면 하면 됩니다. 두 번째로 마음의 움직임이 둔해지고 있다는 겁니다. 단식 10일 차에는 대체로 마음의 움직임이 급해지고 절정에 이릅니다. 이미 혼자 10일 단식을 하고 입소했기 때문에 사실상 20일 차라고 봐야죠. 다만 혼자 단식하면서 몸과 마음이 많이 망가져 있어서 이제야 마음의 변화가 나타나는 모양입니다.

단식 10일 차, 시간이 참 빠르네요. 편안하게 쉬고 오늘도 컨디션이 좋습니다. 오늘은 입술 모양이 거의 다 돌아왔어요. 이마 쪽에 노랗던 기운도 아침에는 흰빛이 돌 정도로 좋아졌습니다. 혈당도 잡혔고요(너무 신기해요). 가장 큰 걱정이었던 아랫배와 허벅지 뒤쪽 기름 덩어리들도 매일 조금씩 줄어가고 있습니다. 이들이 사라져야 사실상 제 간과 자궁에 있었던 문제들이 다 사라진다고 하네요. 그리고 이명도 빈도가 훨씬 줄었습니다. 그러니 밤에 잘 자는 모양입니다.

단식 중에는 몸을 따뜻하게 해야 합니다. 몸이 차갑다는 것은 체온이 내려간다는 것인데, 특히 추운 겨울에 체온이 내려가면 좋지 않아요. 피의 흐름이 떨어지니까요. 에너지는 속도와 관련이 있어요. 열에너지도 마찬가지고요. 피의 속도가 떨어지면 열에너지가 줄어들고 결국 체온도 내려가요. 혈행血行이 좋지 않다고 표현하죠. 피의 흐름이 둔해지면 사람이 흐리멍덩해집니다. 이때가 잠이 오는 시기죠. 그런데 단식 중에 이렇게 체온이 떨어지면 우울감이 생깁니다. 운동 안 하면 혈압이 내려가죠? 차가우면 또 혈압이 내려가죠? 차가운 것을 먹으면 어찌 될까요? 제가 생수 단식이 초보자에겐 위험하다고 늘 얘기하는 이유입니다.

단식 일기 13

단식 12일 차입니다. 어제부터 마음의 움직임이 있어서 일기는 생략했어요. 지금 밤 11시인데, 갓바위 정상까지 원장님과 다녀오면서 두 가지를 느꼈습니다. 하나는 혼자 가다듬고 싶어서 쓰지 않을게요. 두 번째는 내가 살아온 모습을 봤어요. 나는 늘 실수하고, 부족하고, 경험이 없는 어떤 틀 속에서 살고 있는 사람입니다. 그래도 진짜 최선을 다해 살아왔어요. 여기까지 왔어요. 지금도 잘하든 못하든 노력하고 있습니다.

　단식을 지도하다 보면 힘든 시기가 있어요. 3~4일 차가 첫 고비라면, 11~12일 차는 두 번째 고비입니다. 3~4일 차에는 몸이 단식에 적응하느라 힘든 시기죠. 첫 호전반응으로 고생도 많이 합니다. 11~12일 차에는 마음이 단식을 거부하는 시기에요. 아우성을 칩니다. 이 시기를 지나야 마음이 안정을 찾습니다. 즉, 마음이 바뀌기 시작하는 시기죠. 이때 스스로 마음을 바꾸려 노력해서는 안 됩니다. 그러다 보면 마음이 그 뜻에 맞추어 거짓을 꾸며내기 때문입니다.

단식 일기 14

단식 14일 차입니다. 며칠간은 마음의 파동에 힘들었습니다. 특히 그제 밤은 모든 게 와장창 깨진 느낌이었어요. 저를 둘러싸고 있던 것들이 깨진 것 같아요. 그리고 내가 피하고 있었던 큰 문제, 정말 간절한 목표를 마주 볼 용기가 났습니다. 용기가 났다기보다 그냥 너무 그러고 싶어졌어요. 처음 이곳에 왔을 때 편안하고 살 것 같은 느낌이었어요. 그냥 모든 게 좋았어요. 그런데 지금은 제가 도망친 그곳으로 가고 싶습니다. 그곳에서 끝을 보고 싶다는 생각이 듭니다.

오늘 아주 좋습니다. 회색빛 얼굴이 많이 회복되었어요. 모든 게, 정말 모든 게 20대 젊은이 모습으로 회복되었네요. 아직 남은 하나가 이명입니다. 이명을 일으킨 뇌 회로는 얼추 파악이 되었지만, 어떤 방법으로 그 뇌 회로를 없앨 것인가 벽에 부딪혀 있습니다. 여러 증상은 강박된 마음에 있었어요. 무엇에 강박되었는지 다 알 수야 없지만, 강박된 마음은 그 징후가 나타납니다. 강박을 건드리면 강한 저항도 일어나지요. 요 며칠 땅콩의 강박된 마음을 지켜보다가 결국 평지와 같은 속도로 갓바위를 오르는 강한 운동을 시켰어요. 다음날, 미친 듯한 반응을 보입니다. 나는 스스로 깨닫고 극복하길 기다렸어요. 스스로 살아가야 할 시간이 많기에 누군가에게 의존하게 해서는 안 되거든요. 그걸 제가 해결해 주면 마음이 성장하지 못해요.

떠나보내며…

보식을 하던 중에 경남 창원에서 강연 요청이 들어 왔다. 그녀에게 이

250

제 집으로 돌아가겠느냐고 물었더니 흔쾌히 가고 싶다고 대답한다. 차 안에서 땅콩에게 당부했다. 영양은 '캡슐'에 들어 있는 것이 아니라 '채소밭'에 있다고. 결국 3일 후에 카톡으로 사진을 찍어서 그동안 먹던 영양제를 모두 버린다는 인증 샷을 보내 왔다.

삶의 가치는 눈에 보이는 물건에 있는 것이 아니라 마음에 있다고 얘기했다. 사랑이 없다면 가족이 무슨 소용이 있으며, 지금 쓰지 못하는 돈을 어디에 쓰려고 모아 두는가? 물건이 소중한 이유는 그것으로 마음을 드러낼 수 있기 때문이다.

또, 아무리 어렵고 힘들어도 자신이 정한 삶을 한결같이 깊이 파고 들어가 보라고 얘기했다. 일을 하다 보면 난관에 부딪힐 수 있다. 그것을 극복하는 것은 사람의 의지다. 이루고야 말겠다는 의지, 그 의지가 일을 만드는 것이다. 사람이 태어나서 할 수 있는 일은 오직 하나뿐이다. 그 하나라도 온전히 이루는 것이 삶의 목표라야 한다.

커피숍에서 그녀의 부모님을 만나 인사를 나누고, 가족에 대한 얘기를 했다. 땅콩만 변한다고 해서 문제가 해결되는 것은 아니다. 엄마는 가슴에 맺힌 게 많았는지 그동안 살아 온 얘기를 봇물 터지듯 쏟아냈다. 땅콩이 영양제가 좋다면서 너무 많이 먹어서 자주 다투었다고 한다. 엄마는 마그네슘이 뭔지 모르고, 땅콩은 마그네슘을 광고하는 시대를 살고 있다. 서로 도저히 이해할 수 없는 다른 세계에서 같은 말을 반복하며 갈등만 일으킨 것이다.

엄마는 딸이 아프다는 생각은 미처 하지 못하고, 누굴 닮아서 저리도 성질머리가 나쁜가 생각했다고 한다. 딸은 엄마의 충고를 받아들일 몸 상태가 아니었다. 자기 몸이 안 좋으니 누가 무슨 말을 해도 싫은 것이다. 엄마는 그제야 딸이 아파서 그랬다는 것을 알게 되었다. 한 가족이 한 지붕 아래 살면서도 이렇게 서로를 모른다.

서로 가슴에 묻어둔 이야기를 나누면서 비로소 그동안 쌓였던 오해도 풀어졌다. 아픈 사람은 타인을 배려할 여유가 없다. 이렇게 엄마와 딸은 서로를 안고 눈물 글썽이며 이해하게 되었다. 단지 10분이면 이해할 수 있는 일을 십수 년간 오해로 갈등만 일으킨 것이다. 지금 여러분 곁에도 그런 사람이 있다면 그 사람과 10분의 시간을 나누길 바란다.

이듬해 여름이 되기 전, 땅콩에게서 전화가 왔다. 경남의 지방공무원 시험에 합격했다는 내용이었고, 몇 개월 지나 면사무소에서 근무한다는 연락을 받았다. 필자는 축하 겸해서 그녀의 직장에 들러 식사를 같이 했다. 최고 공무원이 되겠다는 열망에 밤샘 근무도 마다하지 않는 것 같아 걱정이 좀 되었다. 지나친 것은 오래가지 못하기 때문이다. 지금은 소식이 뜸해진 땅콩에게 행운이 있길 빈다.

우리가 흔히 혼동하는 단어 중에 '단식'과 '금식'이 있다. '단식'은 대체로 몸의 기능을 회복하거나 정신적 평안을 추구할 목적으로 일정한 기간을 미리 정하고 목표를 세운 다음 그에 맞는 프로그램을 가지고 자기가 진행하는 것이다. 반면 '금식'은 자신이 할 수 있는 모든 걸 다했으므로 자기 의지를 발동하지 않고 섭리에 순응하는 단식이다.

단식은 자기가 하는 것이지만 금식은 섭리가 진행한다. 자신이 추구하는 섭리가 자연의 섭리라면 자연에 순응하면 되고, 신의 섭리라면 신에게 맡기면 된다. 이런 점에서 단식은 건강을 목적으로 하고 금식은 깨달음이나 거듭남을 목적으로 한다.

유대 땅에 이집트와 아시리아의 침입이 빈번했던 시기, 유대의 지도자들은 어느 나라에 붙어야 안전할지 전전긍긍하며 하늘에 기도를 올렸다.

"우리가 금식하되 어찌하여 주께서 보지 아니하시오며, 우리가 마음을 괴롭게 하되 어찌하여 주께서 알아주지 아니하시나이까?"

이에 이사야 선지자가 하느님의 말씀을 대독한다.

"내가 기뻐하는 금식은 흉악의 결박을 풀어주며 멍에의 줄을 끌러주며 압제당하는 자를 자유롭게 하며 모든 멍에를 꺾는 것이 아니겠느냐."

이 성경 구절에서 우리는 단식의 본질을 엿볼 수 있다. 하느님 관점에서 사람에게 단식이 필요한 이유는 ① 각자가 자기의 반쪽을 결박한 흉악의 밧줄을 스스로 풀어 자기를 실현하기 위함이고, ② 남의 밭을 갈아주기 위해 자기 어깨에 멍에를 지고 쟁기를 채우는 구속에서 벗어나기 위함이고, ③ 쟁기의 손잡이를 잡고 회초리로 내가 갈 방향을 잡아주며 다른 곳으로 가지 못하게 붙잡아 두는 압제에서 벗어나기 위함이며, ④ 결국에는 나뿐 아니라 모두를 언제든 결박하고 압제할 수 있는 멍에 자체를 없애기 위함이다.

이때 나를 구속하고 압제하는 자는 다른 사람일 수도 있고 사회적 제도나 관습일 수도 있으며, 내가 가진 인식일 수도 있다. 나의 반쪽을 묶은 결박을 풀어주면 나는 나의 긍정적인 부분과 부정적인 부분을 모두 아우르면서 공정한 판단 기준을 가지게 된다. 잣대가 완성되는 것이다. 일이나 상황에 따라 잣대가 늘었다 줄었다 하면 도무지 신뢰할 수 없다. 믿음은 잣대가 바를 때 가능한 것이다.

자기를 실현하면 남을 위해 자기를 헌신하는 헛수고를 감당하지 않는다. 자기를 모르기 때문에 남의 밭을 갈기 위해 자기 어깨에 누군가가 멍에를 얹은 것을 모르는 것이다. 직장을 다니지 말라는 얘기가 아니다. 멍에는 공간적, 시간적인 구속을 말하는 게 아니라 내 마음이 남으로 인해 바뀌는 현상을 말한다. 내 마음이 내 의지나 생각으로 일어나고 사라지는 게 아니라 남의 자극에 의한 반응으로 달라지는 걸 구속이라 말하는 것이다.

그렇다면, 내가 나의 반쪽에 결박당해 일어나는 구속의 반응을 구체적으로 살펴보자. 아이가 가져온 성적표를 보니 반에서 꼴찌다. 엄마는 두 번 생각할 틈도 없이 "너, 공부를 어떤 식으로 해서 이런 성적표를 받아온 거야? 무슨 정신으로 학교에 가는 거야?"라고 분을 삭이지 못한 채 고함을 지른다. 하지만, 곰곰이 생각하면 아이의 성적표와 엄마의 화는 직접적인 인과관계가 없다. 꼴찌 성적표를 받은 건 아이이고 화가 날 사람도 아이인데, 정작 자신과 무관한 일로 엄마가 화를 낸다. 직접적인 원인이 없음에도 엄마가 화를 내는 것은 아이의 성적표가 엄마의 반쪽을 자극했기 때문이다.

이해하기 쉽게 설명하자면, 엄마가 화를 낸 건 아이의 성적표를 보고 나서 자기가 바라던 일이 이루어지지 않은 데 대한 반응이다. 직접 원인은 자기의 반쪽이 자극당한 것 때문이고, 간접 원인은 아이의 꼴찌 성적표인 셈이다. 이런 이치를 모르면 모든 부정적 감정의 원인을 남에게서 찾게 된다. 하지만 타인은 나의 감정에 직접 영향을 미치지 못한다. 그가 나를 아무리 자극해도 나에게 '결박당한 반쪽'이 없다면 부정적 감정이 생길 리 만무하다. 타인이 나에게 부정적 감정을 줄 수 있는 이유는 내게 멍에라는 나의 반쪽이 있기 때문이다.

분석심리학자인 칼 융에 의하면, 자기를 실현한 사람은 '결박당한 반쪽'이 없어지므로 남이 어떻게 하더라도 자기 안에서 그런 감정이 일어나지 않는다. 이제 함께 칼 융을 따라 여행을 떠나보자.

누군가와 교제를 하던 중에 분노와 짜증, 수치심 같은 반응이 일어나면 먼저 이런 반응을 일으킨 자기감정의 원인을 찾아야 한다. 그런 다음 그 감정을 솔직히 자신에게 고백하고 응시하면서 하나씩 해소해 나가는 게 중요하다. 물론 '결박당한 반쪽'의 감정을 마주하다 보면 정작 자신이 바라던 자기의 이상적인 상象까지 사라지는데, 이는 무의식과 의식이 하나로 합쳐지면서 자연스럽게 이루어지는 과정이니 안심해도 된다.

무의식과 의식이 합쳐지면 자기라고 내세울 것도 없고 부끄러워할 것도 없는 상태가 되면서 죽은 듯한 평화가 찾아온다. 아무런 의욕도 없고 어떤 감정도 일어나지 않아서 스스로 살아있는지조차 느낄 수 없다. 이를 불교에서는 '사중死中'이라 하고, 기독교에서는 '회개'라고 한다. 내 몸은 자연의 섭리에 묶여 태어나서 늙고 병들다 죽는 것을 피할 수 없지만, 마음은 성장하면서 나의 반쪽을 풀어 자기를 실현하므로 어떤 섭리에도 얽매이지 않아 자유롭기에 가능하다.

이 과정에 너무 매몰되면 의욕마저 상실하고 득도한 듯한 착각에 빠져 허우적거린다. 금식은 이 과정을 벗어나서 득활得活을 하기 위해 행하는 단식이며, 이를 성령에 의한 죄 사함이나 성령 세례라고 부른다. 사람이 어찌할 수 없는 육체적 · 본능적 생존 욕구가 감소하면서 자극−반응 이론이 성립하지 않고 식욕, 성욕, 방어본능 등 생존에 필요한 반응도 현저히 줄어든다. 이러한 개인적 성취가 사회적으로 파급되었을 때, 이것이 압제당한 자를 자유롭게 한다. 단식과 금식을 통해 바쁜 도시문화에 찌든 많은 이들의 내면에 평화가 깃들기를 기원한다.

◇ 당신은 언제나 옳습니다. 그대의 삶을 응원합니다. - **라의눈 출판그룹**

병은 만 가지라도 단식하면 낫는다

초판 1쇄 | 2024년 2월 5일

지은이 | 이우영
펴낸이 | 설응도   편집주간 | 안은주
영업책임 | 민경업   디자인 | 박성진

펴낸곳 | 라의눈

출판등록 | 2014년 1월 13일(제 2019-000228호)
주소 | 서울시 강남구 테헤란로 78길 14-12(대치동) 동영빌딩 4층
전화 | 02-466-1283   팩스 | 02-466-1301

문의 (e-mail)
편집 | editor@eyeofra.co.kr
마케팅 | marketing@eyeofra.co.kr
경영지원 | management@eyeofra.co.kr

ISBN 979-11-92151-71-7   13510